Radiestesia Espiritual

Um caminho para o autoconhecimento e ajuda

António Rodrigues

Radiestesia Espiritual

Um caminho para o autoconhecimento e ajuda

7ª Edição

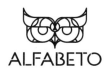
ALFABETO

Publicado em 2014 pela Editora Alfabeto

Supervisão geral: Edmilson Duran
Capa: Décio Lopes
Revisão de texto: Luciana Papale

DADOS INTERNACIONAIS DE CATALOGAÇÃO NA PUBLICAÇÃO (CIP) (CÂMARA BRASILEIRA DO LIVRO, SP, BRASIL)

Rodrigues, António

Radiestesia Espiritual: um caminho para o autoconhecimento e ajuda | São Paulo
7ª edição | Editora Alfabeto, 2024.

   ISBN: 978-85-98307-12-1

1. Radiestesia 2. Medicina Alternativa 3. Radiônica I. Título

Todos os direitos sobre esta obra estão reservados ao Autor, sendo proibida sua reprodução total ou parcial ou veiculação por qualquer meio, inclusive internet, sem autorização expressa por escrito.

EDITORA ALFABETO
Rua Ângela Tomé, 109 | Rudge Ramos
CEP: 09624-070 | São Bernardo do Campo/SP | Tel: (11)2351.4168
editorial@editoraalfabeto.com.br | www.editoraalfabeto.com.br

Sumário

Introdução 7

Capítulo I

O corpo sutil 11

Os auxiliares invisíveis 16

Downpouring 18

A natureza radiante 18

A armadilha do pensamento mágico 20

Capítulo II

Radiestesia Espiritual 21

Os efeitos colaterais positivos da prática radiestésica 24

Panorama radiestésico 24

Espiritualidade sem religião 25

O uso de orações, mantras e cânticos devocionais 25

A alimentação vegetariana 26

Requisitos radiestésicos 26

Teste de habilidade radiestésica 27

Teste para investigar o estágio de evolução do caminho interior ...30

Os instrumentos para a prática da Radiestesia Espiritual 30

Gráficos radiestésicos 30

Lei de Bovis 31

Capítulo III

O diagnóstico com radiestesia na área da saúde 35

Cuidados com os testemunhos 36

Roteiro de análise radiestésica 37

Análise breve 37

Análise completa 38

Análise psicológica 38

Análise do campo energético 38

Energias deletérias – vento solar..38

Os chakras 43

Estresse geopático 44

Análise da qualidade dos ambientes 45

O geomagnetometro...45

As flechas secretas 46

Capítulo IV

Pesquisa dos tratamentos em geral..49

Pesquisa em homeopatia 50

Pesquisa dos sais de Schussler...50

Pesquisa dos florais e de outras substâncias do conhecimento do radiestesista 59

A psicoenergética 62

Alguns fundamentos do tratamento espiritual 62

O tratamento espiritual 64

O contato com as entidades espirituais..64

Autocura 65

Aplicação num cliente *in loco*...65

Aplicação a distância...65

Caderno para análise simplificada da saúde 69

Caderno para análise de saúde completa 75

Caderno para análise de saúde psicológica 91

Caderno para seleção de tratamento 99

Caderno para análise do campo energético 113

Bibliografia..117

Introdução
Uma longa história

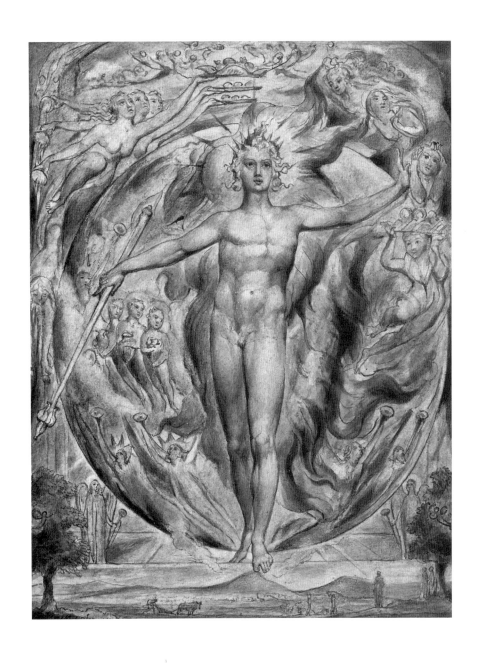

Lá pelos anos de 1994, 95, 96, comecei uns textos cujo objetivo seria o de mais tarde compilar um livro de radiestesia. Empreendimento bem difícil, já que, na época, eu não tinha o hábito de escrever. Contudo, havia uma apostila de um curso de radiestesia feita a quatro mãos com Neuci da Cunha Gonçalves, que por seu lado também a utilizou para escrever o livro *A Radiestesia Hoje*. Aos poucos, esses fragmentos foram tomando um corpo. Um dia, durante um temporal de março, um raio que caiu no poste de luz da esquina próxima acabou com a placa do computador de casa, com a HD e com meu embrionário livro. Sobrou só a memória, a minha. Passado o nervoso, aos poucos recomecei o livro. Infelizmente as peripécias com computador se repetiram com quebras das velhas e frágeis HD's da época. Por sorte, da última vez, tinha todo o texto impresso salpicado de correções do revisor. Assim, eu (Fig. 1) e uma auxiliar, rebatemos tudo de novo. Eita livrinho encrencado! Finalmente em 2000, durante o II Congresso de Radiestesia, foi lançado o livro *Radiestesia Clássica e Cabalística*. Aproveitando o embalo – e todo o material oriundo da pesquisa – escrevi outro livro, também lançado no mesmo dia, *Os Gráficos em Radiestesia*. Um marco, provavelmente o livro de radiestesia mais vendido no Brasil. Resultado natural de um trabalho bem estruturado, apresentando pela primeira vez os gráficos organizados em famílias, cuidadosamente ordenados, com seus desenhos refeitos segundo as dimensões estabelecidas por seus criadores, com tradução das instruções originais e os gráficos no tamanho de uso.

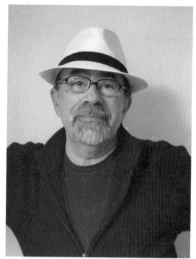

Fig. 1 – António Rodrigues

Em 2001, publiquei *Radiestesia Prática e Ilustrada*, um pequeno livro feito fotonovela, ensinando passo a passo todos os principais exercícios da radiestesia.

Uma nota triste para o autor. Os três livros foram copiados e colocados para download gratuito na internet, duro exercício para aprender a lidar com as perdas.

Em 2009, revisei, atualizei e relancei esses livros, agora com os títulos: *Os Novos Gráficos em Radiestesia* e *Radiestesia Prática e Avançada*.

Desde 2005 eu tinha um novo trabalho no "forno", *Radiestesia Ciência e Magia*. Seguramente o primeiro livro, desde 1975, com pesquisa e material original sobre o tema (não levando em consideração *A Emergência* de Enel de Jacques Ravatin, cujo objetivo não era a radiestesia). Apresentamos novos conceitos e uma correção com referência ao tema das *Ondas de Forma*, denominação imprópria para definir, por exemplo, uma emissão de baixo potencial decorrente de uma reação química. A nova denominação em sua forma genérica seria: *Emergências Devidas a Genitores Variados*.

Pode parecer complexo, mas o livro explica tudo claramente com toda a diferenciação implicada. A facilidade do "prato feito" – fórmula inacabada dos pesquisadores anteriores – nos enganou por um longo período. Se estivessem vivos, de certo que Bélizal ou La Foye teriam percebido o imbróglio.

Publicado em 2010, *Radiestesia Ciência e Magia* conta com o mais longo texto já produzido sobre radiestesia cabalística, especialmente sobre as propriedades ocultas de certos estados, os chamados estados mágicos, propondo passo a passo exercícios para o leitor ganhar intimidade com o tema. Um bom material de informação e pesquisa – único no mundo.

Desde 1985, e por longos períodos, tenho lidado com a radiestesia e a radiônica abordando os mais variados aspectos e atividades, pesquisando textos afins com insistência, quase com obsessão, experimentando gráficos analisando seus textos, criando instrumentos, traduzindo material, enfim, uma longa atividade no seio destas duas disciplinas.

Em 2012, de uma só tacada, lancei três livros:

Radiônica – Outra dimensão da realidade, livro com a proposta bem definida de apresentar a disciplina ao leitor e tentar desfazer o equivoco de que a radiônica é a prática da emissão a distância com os gráficos radiestésicos, e outras coisitas...

Radiestesia Avançada – Ensaio de Física Vibratória, livro que é a continuação e fechamento da pesquisa apresentada em *Radiestesia Ciência e Magia*. Um pequeno livro, mas creio que importante na história da pesquisa das Ondas de Forma, conforme já dito anteriormente, nada de novo era publicado desde 1975.

Por fim veio à luz do dia: *Geobiologia – Uma arquitetura para o Século XXI*, com uma proposta inteiramente nova, fugindo de uma geobiologia esotérica e de uma pretensa arquitetura e geometria sagradas, títulos usados como forma de apelo comercial, de conteúdo errático e equivocado. Neste último livro, apresentamos pela primeira vez as técnicas que os mestres de obras medievais utilizaram na construção das icônicas catedrais góticas, sem fantasias, usando também, opcionalmente, modernos instrumentos de medida e cálculo, empregando duas metodologias: primeiro para os que não são afeitos à radiestesia, segundo, para aqueles capazes de usá-la com habilidade.

O livro que agora se inicia, acreditamos que seja a evolução natural de toda uma trajetória anterior, desembocando numa forma de transcendência da própria radiestesia. Curiosamente, o Abade Mermet, figura emblemática, foi levado à prática de uma radiestesia assistencial, procurando desaparecidos, pesquisando água para terceiros e finalmente dando início ao que mais tarde se tornou a radiestesia médica.

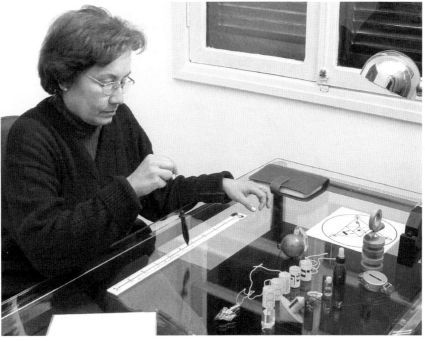

Fig. 2 – Radiestesista em consultório

Um fato nos chamou a atenção: a maioria dos livros sobre radiestesia aborda sua utilização na área da saúde, uma boa parte faz desta utilização o tema principal do livro. Isto não se pode traduzir por uma mera coincidência, é um fato, a boa relação da radiestesia com a seleção de remédios homeopáticos e vibracionais variados.

Mais uma curiosidade: apesar de sua bondade e empenho desinteressado, o Abade Mermet (Fig. 3) foi levado a um tribunal sob a acusação de "exercício ilegal da medicina".

Sonhamos com a *Radiestesia Espiritual* como um novo paradigma, codificamos, para isso, um trabalho que é fruto de tateamentos, de intuições (quantas vezes infundadas), orientados apenas pelas vozes interiores, temendo que elas fossem, talvez, um produto da imaginação, ou coisa pior.

No ano de 2013, tivemos diversas experiências que resultaram no presente trabalho. Esta é a forma que tenho de expressar minha gratidão às entidades espirituais que pacientemente nos direcionam.

Creio que muitos de meus leitores se surpreenderão com o tema deste livro, já que me acham um cético. Na verdade, nunca o fui, apenas não professo a linha do pensamento mágico. E crer no universo espiritual não me torna único, pelo contrário sou apenas mais um entre milhões aqui no Brasil.

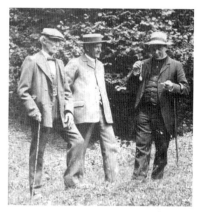

Fig. 3 – Foto rara do Abade Alexis Mermet, usando o relógio de bolso como pêndulo.

Codificamos um trabalho que se utilizará da radiestesia dentro de sua aplicação mais nobre, como técnica de diagnóstico, aqui com o apoio em um plano mais elevado, aquele do universo espiritual, fenômeno natural, misterioso, oculto em nosso trabalho, desvinculado de conteúdo religioso.

I

O corpo sutil

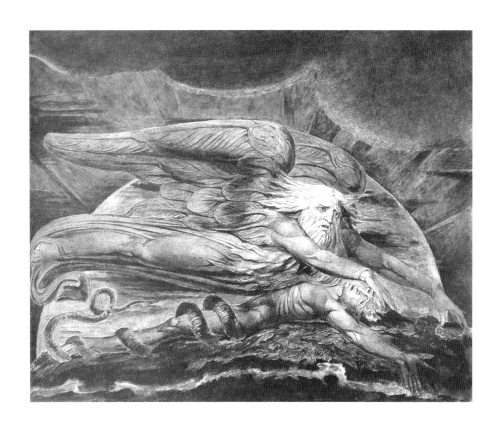

12 | *Radiestesia Espiritual*

Uma das mais antigas crenças é que o corpo físico não é senão o reflexo de uma série de corpos sutis que se interpenetram. A maioria dos escritos e ensinamentos filosóficos e espirituais testemunha esse conceito. Em seu livro *Joia Suprema do Discernimento*, um dos mais respeitados místicos hindus, Shankara, escreveu: "O homem é mais do que sua sombra." Todos na tradição esotérica concordam que o homem é composto de uma variedade de corpos distintos de sua forma física, contudo, há discordância em relação ao seu número.

Os Kahunas, por exemplo, dividem o homem em três grandes estruturas: os três "eus". O Eu Básico, que em algumas tradições é denominado erroneamente Eu Inferior. O Eu Médio, nosso ego consciente. E o Eu Superior, centelha divina reconhecida em todas as tradições religiosas (do re-ligare). O Eu Básico detém todas as memórias que passam de vida para vida, o Eu Médio detém a força de vontade e o Eu Superior é nosso Eu Divino. Em outra convenção, o Tarô, ele divide o homem em três, cinco ou mesmo sete corpos. Deve ser lembrado que as analogias verbais e pictóricas da anatomia sutil do homem são apenas convenções, meras indicações que não devem ser confundidas com a realidade.

Infelizmente, a visão dos corpos sutis do homem não está aberta a todos, apenas àqueles que têm o dom da clarividência. Para os que persistem têm como recompensa, muitas vezes, o aumento do sentido da intuição, que pode ser mais preciso do que a clarividência.

Videntes indianos descrevem o corpo como a cidade de Brahma, a celestial, como em uma casa, a flor de lótus do coração aí habita.

Ambos os ensinamentos, orientais e ocidentais, dizem que a alma do homem reside no coração e, a partir deste, cresceu a veneração da forma humana como um templo no qual um deus reside. Todos os templos da verdadeira adoração espiritual têm três divisões: uma quadra externa, uma quadra interna, e um santo dos santos. Não é surpresa então que a forma humana tenha três divisões correspondentes. Primeiro a área que engloba o abdômen e a região pélvica até ao osso sacro e órgãos reprodutores, relacionada ao átrio exterior do templo, correspondendo à câmara onde o candidato à iniciação nos mistérios toma parte nos rituais para promover sua primeira expansão da consciência. Em seguida, separada do abdômen pelo diafragma, temos em forma de caixa a chamada *caixa torácica*, que contém os pulmões e o coração, órgãos da vida e da vitalidade. É a corte interna ou lugar santo no Templo de Salomão. O coração é muitas vezes mencionado como a câmara de iniciação, encimando o topo da montanha do diafragma, que separa os mundos mundanos, abaixo dos da alma e tendo os do espírito acima. Por último, o santo dos santos que é a câmara representada pela cabeça, com o cérebro e as glândulas pineal e pituitária, esta última reputada como o órgão da percepção espiritual (Fig. 4).

É no altar-mor, na cabeça, que o iniciado reza continuamente para Deus, e quando aprender a expressar o amor e a vontade de Deus por meio da ligação da cabeça e do coração, então ele entenderá o significado do antigo aforismo: "Como o homem pensa em seu coração, assim ele é."

O corpo mental é formado a partir da matéria do plano mental, e é usado para os processos de pensamento racional e intelectual. Para o clarividente, ele surge como um campo ovoide, sua dimensão depende da capacidade mental do indivíduo. Neste campo os pensamentos dão origem a padrões geométricos de cor, que circulam dentro do ovoide. Quando os pensamentos de alguém são claros e precisos, as cores das formas circulantes são brilhantes e definidas. No caso contrário, as cores são sem brilho e as formas desagradáveis. Essa "sujeira" mental dificulta a capacidade de pensar sobre certos assuntos de forma objetiva e bloqueia a luz da alma. As técnicas da yoga para acalmar a mente conduzem à purificação deste corpo. O uso contínuo desta e de outras técnicas podem levar à compreensão de cada pensamento, tornando o corpo mental tão claro e rico que este só atrairá pensamentos bons e repelirá todos os destrutivos.

O corpo astral origina-se da matéria bruta do plano astral. Neste plano, o ser experimenta a interação de emoções e sente os prazeres e as dores da vida. O corpo astral se conecta à mente por meio do corpo etérico, para os eventos do mundo externo. É por meio desta conexão que as sensações do mundo físico são transmitidas para a mente. O corpo astral de um ser subdesenvolvido é grosseiro na textura e com cores opacas, tendo seus contornos mal definidos. Inversamente, uma pessoa com uma vida intelectual e espiritual ativa tem um corpo astral claro e as cores são muito luminosas. As formas contidas neste campo são os aspectos emocionais dos processos do pensamento e também da pureza do corpo físico. É por meio do corpo astral que sentimos afinidade ou atração por outras pessoas, ou ainda a energia dominante em espaços ou locais. Tão sensível é este corpo que certas pessoas podem detectar eventos acontecidos num local há dezenas de anos.

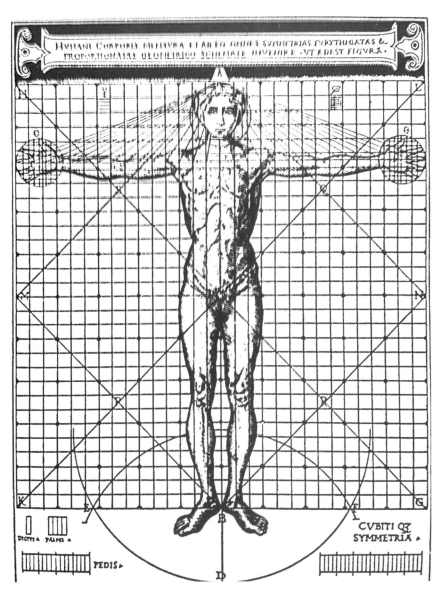

Fig. 4 – O corpo humano como origem das proporções arquitetônicas.

Entre os corpos astral e físico, existe o corpo etérico, veículo também conhecido como duplo etérico, já que sua forma é semelhante à da forma física. Ele envolve todo o corpo físico e se projeta externamente com uma dimensão de um a dois dedos, tendo o aspecto de pequenas fibras em constante movimento, tremeluzindo. Sobre o corpo, apresenta-se como uma teia emaranhada com maior definição ao longo da coluna vertebral, em três estruturas, conhecidas como Nadis – *Sushumna*, *Pingala* e *Ida*. O corpo etérico tem a função de captar, assimilar e transmitir o prana, que é a energia vital da natureza que tudo vitaliza nos três reinos. Esta energia provém do Sol e do espaço cósmico. Em dias claros e ensolarados é possível ver os diminutos pontos de prana contra o céu azul, girando numa dança silenciosa, aparecendo e desaparecendo como uma luz branca elétrica. Georges de La Warr, eminente pesquisador de radiônica, escreveu em um de seus cadernos: "Sabemos que nossas análises em radiônica não se realizam no corpo físico, mas no corpo etérico, contrapartida energética daquele." Com base neste axioma, David Tansley estendeu sua análise para toda a anatomia sutil do homem, analisando chakras, corpos e raios, estabelecendo um novo paradigma para o diagnóstico de perfil energético.

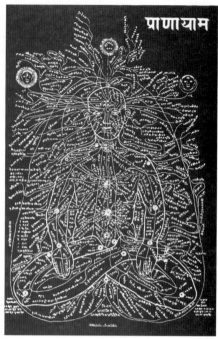

Fig. 5 – Os Nadis

Annie Besante em seu livro *O Homem e seus Corpos* enfatiza que os poderes do movimento, pensamento e sentimento não residem no corpo etérico ou físico, mas são atividades da alma trabalhando por meio destes corpos pela energia do prana, correndo ao longo das vias nervosas.

O Prana, portanto, é a energia vital do self.

A boa saúde depende do equilíbrio do corpo etérico que pode ser equilibrado com uma correta dieta à base de frutas, legumes, sucos, mel e água. Alimentos industrializados, fumo e álcool desequilibram os Nadis e contribuem para a geração de doenças.

A palavra *aura* tem origem na palavra grega que significa "brisa". Os campos áuricos dos corpos astral e mental prolongam-se bem para além do corpo etérico. Suas cores vibrantes ou esmaecidas indicam o estado geral do indivíduo. A união do espírito e da matéria se manifesta como consciência, esta união aparece em determinados pontos, que na tradição indiana são chamados de *chakras*, palavra que em sânscrito que significa "roda". Conforme o desenvolvimento do indivíduo, estas rodas passam do aspecto de pires em depressão sobre os corpos, para o aspecto de flores com múltiplas pétalas em permanente rotação. Conforme a interpretação de cada autor, assim é a localização dos chakras, nas costas ou no peito, produto do racionalismo do clarividente. Particularmente, acreditamos nas duas hipóteses e ainda na possibilidade de visualização, quando o indivíduo está de perfil. Estas variantes são decorrentes da dimensão em que estes centros se encontram. Alguma coisa para além da terceira dimensão!

Hoje sabemos da estreita associação entre os chakras e as glândulas endócrinas. Atualmente, encontramos bastantes textos sobre o assunto, todos mais ou menos copiados de um livro de 1970, *A Anatomia Sutil do Homem* de David V. Tansley.

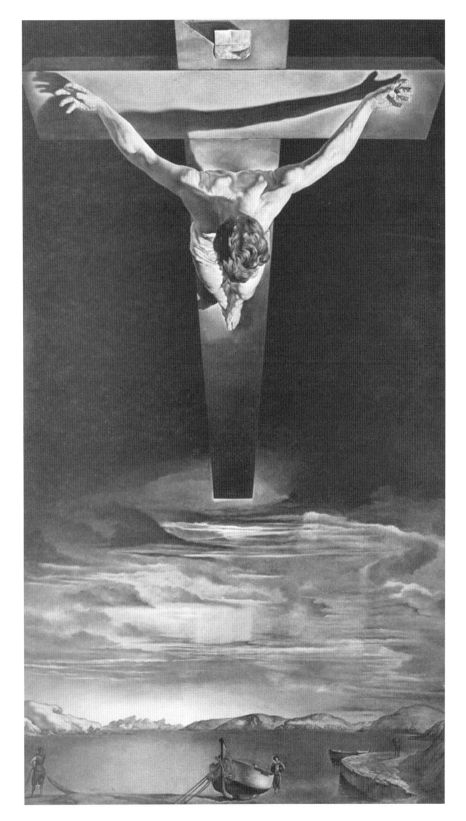

Fig. 6 – Os corpos físicos, etérico, astral e mental do homem, só existem durante sua encarnação. Já o corpo causal sobrevive à morte.

As disciplinas da contemplação, da meditação e da oração são os meios pelos quais o homem ascende às esferas mais refinadas da consciência e a um estado de união com a divindade, que se encontra no âmago do seu ser. Monges taoistas ensinam a manter a consciência na região do umbigo, por meio de um processo de visualização e exercícios de respiração, e a transferir a energia por via do plexo solar para a cabeça, estimulando assim a "flor de ouro", ou lótus da alma a florescer. Os monges da Igreja Ortodoxa, na Rússia e na Grécia, durante séculos usaram a "oração do coração" ou "oração de Jesus". A técnica consiste em focalizar a atenção no centro do coração e repetir com profunda concentração as palavras: "Senhor Jesus, Filho de Deus, tem misericórdia de mim." Este tipo de exercício não é, contudo, livre de riscos, o praticante desprevenido e não contando com o auxílio de um mestre pode vir a sofrer de estados psíquicos alterados.

Os auxiliares invisíveis

Esta é uma designação própria da escola da teosofia. Auxiliares invisíveis, entidades espirituais, guias espirituais, usaremos indistintamente qualquer uma dessas denominações.

Nosso processo de iniciação ou transcendência espiritual nos leva ao conhecimento da grande obra que os mestres querem que façamos, e que ela se torne o grande objetivo de nossas vidas. Trabalhar com os planos superiores demanda um adequado domínio de nossas emoções, de nosso psiquismo e uma busca constante, mas consciente, de objetivos mais elevados. Em *Auxiliares Invisíveis,* Leadbeater diz: "... é indispensável o domínio das ideias e dos desejos; das ideias, porque sem poder de concentração seria impossível trabalhar competentemente em todas as correntes variadas do plano astral; dos desejos, porque naquele estranho mundo, desejar é muitas vezes obter e, a não ser que tivéssemos bem dominada esta parte da nossa natureza, poderíamos talvez nos encontrar frente a frente com criações da nossa mente, de que nos sentíssemos verdadeiramente envergonhados."

Muitas vezes, consciente ou inconscientemente, recebemos auxílio de entidades do plano astral, esta ajuda pode vir dos devas, dos espíritos da natureza, dos já desencarnados, assim como daqueles que agem conscientemente no plano astral, caso mais raro, mas verídico, (Alice Bailey e o Tibetano).

A maioria dos auxílios eventuais vem na forma de eventos esporádicos. O grosso dos contatos se dá com as entidades espirituais, os espíritos, classe com estreita afinidade com as coisas dos humanos (encarnados) aos quais se propõem nos ajudar nos mais diversos assuntos da vida material. Contudo, existem as mais diferentes manifestações relacionadas com essas entidades, tendo elas mesmas os mais diferentes comportamentos. Em função do objetivo deste livro, vamos nos ater a uma única classe destes auxiliares invisíveis, aqueles dotados de grande boa vontade e grande capacidade de doar amor, parceiros bondosos em nossas vidas.

Para ser útil, o futuro praticante deverá ter conhecimento da disciplina da teosofia, quanto maiores os seus conhecimentos, mais útil poderá ser.

Os contatos com os auxiliares invisíveis podem acontecer nos mais variados níveis, começando pela radiestesia que, aliás, é uma forma bastante qualificada.

No entanto, é ilusão pensar que os auxiliares invisíveis vão conduzir o processo e que este terá um pleno acerto ao final. Na realidade, os auxiliares invisíveis só podem manifestar seu apoio junto a bons técnicos, da mesma forma que o apoio da torcida não fará o mau time ganhar o jogo.

Infelizmente, a chamada doutrina espírita é de caráter religioso, Católica Apostólica Romana, pois assim seu codificador a criou. Nós, no entanto, preferimos uma orientação não religiosa, já que consideramos que se trata de dois assuntos diferentes entre si. Entretanto, não somos contra a nenhuma das crenças alheias e se estas são ou não incorporadas aos mais diversos afazeres, incluindo a Radiestesia Espiritual.

Nossas reticências são devidas ao fato de que a maioria das práticas religiosas impõe a seus praticantes condicionantes de caráter excludente e sectário, absolutamente na contramão da filosofia religiosa. Mas já nos alongamos em demasia...

A Radiestesia Espiritual é uma forma de canalização mais ou menos profunda, dependendo das características do radiestesista praticante.

Apenas uma nota, a definição de Celina Fioravante:

> *"... Um médium não pode obrigar os seres espirituais avançados a fazer contato, pois eles só respondem aos chamados quando há merecimento. Os seres espirituais menos evoluídos respondem mais facilmente, por isso, o canalizador é cuidadoso, trabalhando sempre de forma a merecer bons contatos espirituais. Pelo fato de não se permitir o transe, o canalizador dificilmente receberá um contato que não se deseje."*

O canalizador é, portanto, um médium, mas nem todo médium é um canalizador. Aqueles que trabalham sem manter a lucidez, através de um grupo mediúnico, não são considerados canalizadores.

A atividade de um médium dentro de um grupo religioso, onde ele é visto como um instrumento de recepção, com fins determinados, segue rumos definidos pelas necessidades do grupo. Assim, o médium poderá trabalhar como doutrinador ou como curador, talvez assumindo a personalidade de um orientador, quando em transe.

O canalizador poderá fazer as mesmas coisas, mas ele manterá sua personalidade, sendo apenas guiado. Por isso se diz que ele tem guias que o ajudam nas suas tarefas. Ele prefere evoluir sozinho, sem a presença de um grupo. O médium de transe precisa do apoio de uma corrente de auxiliares para não ser prejudicado caso seres negativos se apresentem.

As influências espirituais que o canalizador recebe são de natureza sutil e suave, podendo nem ser percebidas pelos sentidos. Seus resultados na vida do indivíduo, por outro lado, são perfeitamente notados.

Downpouring

Denominação especialmente utilizada pelo pesquisador de radiônica Darrell Butcher[1]. A sua tradução seria "derramamento", trata-se de mais uma reafirmação do tema. É uma energia universalmente conhecida e tem múltiplos nomes. Diferentes pessoas conseguem atrair diferentes quantidades desta energia. Em circunstâncias normais, ela vem de cima para baixo, ela nos banha. Prana ou energia universal, esta é uma realidade e nos transmite energia. Algumas vezes a transmutação orgânica dessa energia gera habilidades variadas no homem. No que nos diz respeito é interessante o aumento do dom de cura. Todas as técnicas de doação energética envolvendo as mãos, a magnetização, cura prânica, reiki entre outras, a utilizam por meio de seus canais, mediante os terapeutas. Estados alterados de consciência ajudam a manipular esta energia.

A natureza radiante

Graças ao desenvolvimento da moderna eletrônica, certas experiências são possíveis hoje, com isso, acessamos algumas manifestações da matéria até então inapercebidas. As primeiras experiências encontramos no livro *A Vida Secreta das Plantas*, sobre os testes do especialista em polígrafo Clive Backster. Vimos que plantas regadas e tratadas com carinho emitiam vibrações transformadas eletronicamente em sons, sendo que, no caso, estes sons eram harmônicos, expressando uma espécie de felicidade. Opostamente, plantas sujeitas a ameaças emitiam sons parecidos com gritos. Também no livro *Medicina Vibracional,* de Richard Gerber, encontramos relatos da percepção de emissões a distância por parte de plantas em teste (Fig. 7).

Duncan Laurie – músico, radionicista e pesquisador americano – vem empenhando esforços para desenvolver e articular metodologias que empregam energia sutil. Para descrever o âmbito de suas pesquisas ele utiliza a expressão pampsiquismo, que é um termo para descrever um mundo onde a consciência existe em todos os níveis da matéria. Na primavera de 2013, o Museu Gregg, especializado em arte e design, inaugurou uma exposição de seus trabalhos sob o título: "Ciência louca, arquitetura limite e engenharia visionária."

---

1 *Butcher, inglês de nascimento e engenheiro aeronáutico de formação, construiu algumas máquinas radiônicas cuja força motriz era a energia universal, vinda de cima para baixo e que nos banha a todo o tempo. Butcher é um caso curioso de pesquisador sem habilidade para o uso do pêndulo ou da placa de fricção das máquinas radiônicas, mas que tinha o talento único de movimentar um de seus instrumentos com a força da mente.*

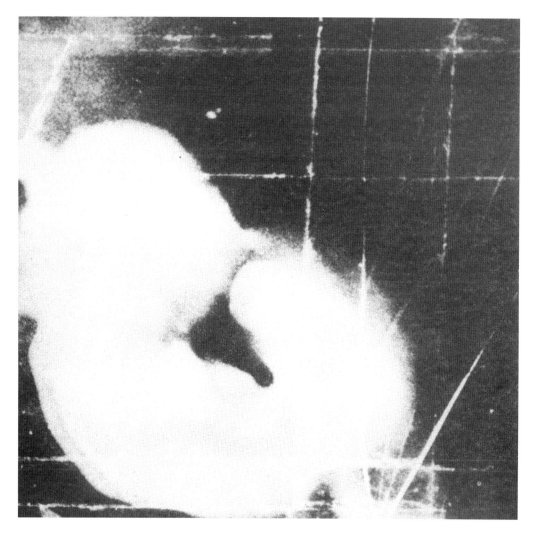

Fig. 7 – Um exemplo clássico da ação a distância. Foto radiônica efetuada no laboratório Delawarr, Inglaterra, nos anos 1950. Imagem realizada em aparelho fotográfico radiônico a partir de uma amostra de sangue de uma senhora grávida de 3 meses, residindo a 86 km de distância do laboratório.

Guy Tison – radiestesista e pesquisador francês – descobriu as chamadas chaminés cosmotelúricas, grandes estruturas energéticas, com o formato de tubo, encimadas por um conjunto de braços em número variável. As chaminés podem ser encontradas em qualquer lugar dentro e fora de construções, e a distâncias aleatórias. O fato curioso é que, em razão de seu ciclo energético, elas têm um ciclo de "inspiração", período em que a energia desce em direção a terra, seguido por um tempo de repouso e finalizando por uma "expiração" em que a energia inverte o fluxo saindo em direção ao céu. Claro que, em virtude do fenômeno não ser visível, podemos falar em fantasia e outros adjetivos. As pesquisas de Duncan Laurie e seus colegas sobre plantas e pedras levaram a um resultado parecido. Um pedaço de rocha emite vibrações em períodos variados. Quando este sinal é tratado e aplicado à rocha, suas vibrações estabelecem uma espécie de diálogo, variando as frequências emitidas.

Os turistas que caminham, seja na Bretanha seja no país de Gales, perto dos grandes menires, não desconfiam que essas estruturas megalíticas tenham também, como nos exemplos anteriores, um ciclo próprio de "vida". Essa energia misteriosa circundante permite-nos levantar um pouco o véu sobre certos fenômenos energéticos experimentados à exaustão, tais como as emissões dos gráficos radiestésicos ou a possibilidade de efetuar diagnósticos e tratamentos complexos por meio de máquinas radiônicas. Não só a natureza é radiante, tudo à nossa volta radia, aos poucos vamos vislumbrando isso, aos poucos...

A armadilha do pensamento mágico

A expressão "pensamento mágico" é usada para descrever o raciocínio causal que estabelece correlações entre ações e determinados eventos. Ela está particularmente relacionada com os sistemas de magia que associam a possibilidade da mente ter efeito direto sobre o mundo físico. O pensamento mágico é uma relíquia da mentalidade primitiva, os quais teriam subsistido sob uma forma latente dentro do inconsciente de cada um. Na psicologia clínica, o pensamento mágico provoca no cliente um medo irracional que certos atos ou pensamentos possam produzir eventos danosos para ele.

O pensamento mágico é tido na religião como o agente entre certos rituais e a obtenção de benesses desejadas. Esses rituais são normalmente orações, sacrifícios e a observância a determinados protocolos mágicos.

Entretanto, o mundo é mágico mesmo, em certas circunstâncias e sob certas regras. A possibilidade de manipular energias segundo nossa vontade é uma realidade, felizmente a grande maioria não sabe fazê-lo e, mesmo aqueles autodenominados magos, iniciados e autoridades na matéria, boa parte das vezes não são bem-sucedidos, felizmente, diga-se.

A forma operativa do pensamento mágico permite, independentemente de energias externas, obter os resultados desejados ou acelerar processos. Esta habilidade só é alcançada com boa prática, discernimento e cautela e pode ser utilizada proveitosamente tanto na radiestesia clássica quanto na cabalística.

O aspecto negativo do pensamento mágico é que existem os incrédulos, aqueles que mesmo vendo algo, se este foge ao conhecido comum eles o rejeitam sistematicamente. Também temos aqueles para os quais tudo, todos os eventos e acontecimentos do dia a dia, têm um significado mágico, se a empadinha escorrega e cai no chão é porque alguém não quer que você a coma.

Culturalmente, nossa sociedade tem uma visão anímica da natureza, termo que se tornou demasiado genérico e que, conforme o contexto, pode significar energia, espírito e até alma na visão teocêntrica. Na literatura e cultura espírita tem ainda outro significado, o qual se confunde com o fenômeno mediúnico, sendo difícil separar os dois fenômenos, já que são as capacidades anímicas do médium que o faz ser instrumento para atuação dos espíritos. Nem sempre é possível definir com precisão se o fenômeno está sendo coadjuvado por espíritos. Na maioria das vezes, o que ocorre é um estado intermediário com maior ou menor participação do espírito encarnado no médium em relação ao espírito desencarnado que por ele se expressa.

II

Radiestesia Espiritual
Um caminho para o autoconhecimento e ajuda

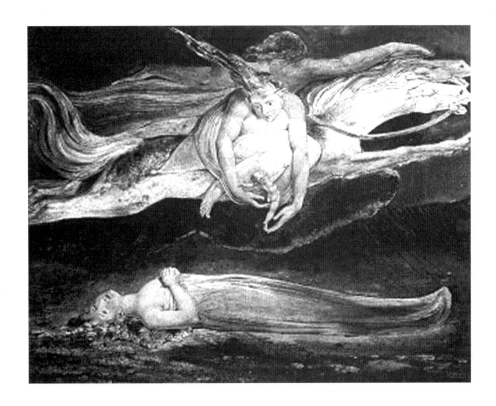

O autoconhecimento é alcançado pelo estudo, pelo contato com o mundo espiritual, pela reflexão e por exercícios capazes de desenvolver em nós o sentido mais elevado do amor, aplicado aqui na ajuda.

Esperamos poder, ainda que modestamente, contribuir para levar a radiestesia a um novo patamar de aplicação.

Entendemos a Radiestesia Espiritual como uma especialidade radiestésica para pesquisa e influência a distância, efetuada com o auxílio ou a participação de auxiliares invisíveis ou da espiritualidade (segundo outra denominação).

Todos os seres humanos têm afinidade com algum tipo de entidade, em conformidade com sua evolução intelectual e espiritual.

O objetivo da Radiestesia Espiritual é ajudar pessoas que atuam na área da saúde no atendimento a portadores de alguma doença que não responde a tratamentos convencionais, ou àqueles com um quadro inespecífico, de difícil diagnóstico. A Radiestesia Espiritual combina a atividade do radiestesista, do terapeuta em psicoenergética e a ação das entidades espirituais.

É fato que, o radiestesista interessado em praticar a Radiestesia Espiritual deve, obrigatoriamente, ter uma sólida formação em radiestesia, ter um elevado índice de acerto com questões corriqueiras e, de preferência, boa prática.

O presente trabalho não tem em seu bojo a intenção de ensinar a prática da radiestesia, portanto, é fundamental que o leitor desejoso de trabalhar com este método já possua a habilidade radiestésica. Da mesma maneira que não é nossa intenção ensinar, nesta obra, as técnicas para "o despertar", para a evolução da mediunidade, da canalização ou de qualquer outra habilidade psíquica para o contato com o que denominamos de "entidades espirituais".

A Radiestesia Espiritual será uma tarefa mais amena para aqueles cuja evolução os levou a alcançar e seguir o caminho interior.

O radiestesista deve ter ciência de sua alta responsabilidade. Deve manter rígido sigilo quanto aos diagnósticos efetuados por este meio. Da mesma forma, deve ser discreto em relação aos resultados para com as pessoas analisadas e não se tomar como guia psíquico ou espiritual de outrem.

Em qualquer nível vibratório, a radiestesia, quando utilizada por um praticante dotado, apresenta reais resultados. Livre do crivo da interpretação é o instrumento por excelência para pesquisa.

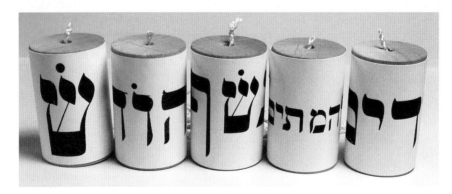

Fig. 8 – Pêndulos cabalísticos na ordem de utilização.

Crivo da interpretação – muitas pessoas dotadas de habilidades psíquicas percebem, intuem, veem certos fenômenos. Contudo, o diagnóstico final varia bastante, isso em razão do evento ser avaliado pela interpretação, passando pela malha das referências ou das convicções. Via de regra, este resultado é pior quando do crivo fazem parte conteúdos místicos religiosos. A radiestesia quando bem executada foge do crivo da interpretação, qualificando o resultado.

Na Radiestesia Espiritual usaremos a radiestesia clássica nas suas duas técnicas: fio curto para perguntas SIM/NÃO; fio longo para indicar um ângulo ou desvio como escolha. E a radiestesia cabalística, limitada a cinco pêndulos – Shin, IAVE, magia, necromancia, forças do mal – e a três áreas bem específicas de aplicação (Fig. 8).

A Radiestesia Espiritual tem uma regra rígida, sua área de atuação está restrita à saúde física, psicológica e qualidade ambiental (doméstica e profissional). Todas as demais questões envolvendo relacionamentos, problemas de trabalho e área mágica, devem ser investigadas e tratadas por outras vias. Estes temas e práticas acabam por envolver o praticante com assuntos de caráter material, os quais nem sempre são o que parecem, arrastando o praticante para o declive das energias de baixa qualidade, onde os instrumentos de defesa são por vezes ineficazes (psiquismo do praticante). Infelizmente, as coisas do mundo material muitas vezes não combinam com as do mundo espiritual.

Cada praticante avançado poderá desenvolver procedimentos específicos decorrentes de suas características pessoais, contudo, recomendamos o maior cuidado para que não haja um afastamento do caminho original seguro.

Os meios mecânicos eletrônicos são mais distantes da realidade espiritual. Porém, as características de emissão a distância com uma seleção mais apurada, de alguma maneira compensam este distanciamento. A radiestesia, a homeopatia, as técnicas e remédios energéticos têm mais compatibilidade com os padrões vibracionais próprios do mundo espiritual.

A Radiestesia Espiritual pode ser praticada em diferentes níveis, dependendo das necessidades do cliente. O local de trabalho deve ter o conteúdo de um consultório, nunca de um templo. Toda a sessão de atendimento deve ser rápida e eficiente. Uma sessão que se alastra produz cansaço e induz a erros.

Essa prática não pretende ser uma disciplina de cunho doutrinário. Também não é baseada em nenhuma religião, no entanto, não é contrária às crenças religiosas de seus praticantes. A postura deverá ser a mais cordial, respeitosa e agradecida possível.

Dois exemplos, entre outros, nos servem de referência.

Hercílio Maes (1913-1993), foi no Brasil o mais renomado psicógrafo do espírito de Ramatis. Seu trabalho está inserido no que denomina Espiritismo de Ramatis ou Espiritualismo Universalista. Durante grande parte de sua vida, Hercílio Maes trabalhou como voluntário médium receitista por meio da radiestesia.

J. C. Zanarotti (1935), Diretor da Fraternidade Espírita Ramatis de São Paulo, tem uma interessante história de vida que, por respeito à sua privacidade, relataremos abreviadamente.

Lá pelo anos de 1970, Zanarotti curou-se espontaneamente de uma doença grave após a leitura de *Fisiologia da Alma,* de Ramatis, e de posterior conversão ao espiritismo. Mais tarde fundou a Fraternidade onde atende como médium receitista por meio da radiestesia. Um grande trabalho.

Os resultados obtidos com as práticas de caráter espiritual estão diretamente relacionados com a qualidade do médium, dito de outra forma, são resultados direto de suas habilidades psíquicas.

Um médium muito dotado alcançará verdadeiros milagres. Já um médium menos dotado terá resultados menos surpreendentes. O resultado do trabalho de um conjunto de médiuns poderá ser de grande qualidade em todas as etapas do trabalho.

Devemos também chamar a atenção para os perigos espirituais que ameaçam os curiosos, os ignorantes e aqueles que fogem às normas impostas.

Entidades Espirituais é uma denominação ampla sob a qual se abrigam as mais variadas manifestações ou energias do mundo oculto. Esta denominação não qualifica tais energias. Cada uma deve ser analisada à luz da egrégora correspondente.

Os efeitos colaterais positivos da prática radiestésica

Tudo o que fazemos de uma forma ordenada e repetida induz mudanças e desenvolve habilidades relacionadas.

A prática da radiestesia induz o desenvolvimento da percepção extrassensorial do tato, resultando numa maior sensibilidade na captação dos testemunhos, conforme os dons do praticante ao surgimento de alguma ou de algumas habilidades psíquicas, tais como clarividência, clariaudiência, etc. Há que ter certo cuidado em relação a estas qualidades recém-desenvolvidas, elas servirão como ferramentas adicionais, no entanto, sempre serão analisadas com base em nossas referências, portanto, sujeitas a interpretações erradas.

Os efeitos colaterais da prática da Radiestesia Espiritual são:

- O contato benéfico com entidades do plano espiritual, dedicadas à cura e à assistência.
- O desenvolvimento de um estado de amor pelo próximo.
- Um elevado dom de intuição.
- Aumento da habilidade de captação e doação energética (como o reiki ou a magnetização).
- Aumento do dom de cura (em variados aspectos).

Panorama radiestésico

Há 25 anos que, regularmente, ministro cursos de radiestesia, já a tendo ensinado para milhares de pessoas. Mesmo a contragosto de alguns alunos, sempre me esforcei por ensinar uma radiestesia técnica, desvinculada de fatores subjetivos, esotéricos, etc. Sempre pautei esse trabalho com base no seguinte raciocínio: não procuramos um médico porque ele é espírita, mas, sim, por sua capacidade técnica. Se ele for espírita, ótimo, talvez tenha desenvolvido o dom do amor pelo próximo. Em virtude desta postura, sempre fui tido como cético!

Durante todos esses anos, apenas encontrei dois alunos com dom radiestésico plenamente desenvolvido (nasceram radiestesistas). Cruzei também com algumas centenas que, com bastante treino e seguindo as orientações adequadas, tornariam-se bons radiestesistas.

Infelizmente, encontrei também um grande número de esotéricos determinados a efetuar uma "salamada" entre radiestesia, radiônica, espiritualidade, convicções pessoais e idiossincrasias. Decepcionantemente, este número de pessoas é muito grande, o que tornou o panorama no Brasil lamentável. A radiestesia acabou se tornando uma técnica de pesquisa muito mal executada, misturada com conceitos espiritualistas melosos, com autoconhecimento, com nova era, com mesa radiônica quântica e com um humanismo piegas, resultado colateral de um discurso espírita.

Muitas vezes, por pudor, e tentando evitar enfrentamentos penosos, calamo-nos frente a discursos equivocados, produtos do achismo e de um esoterismo bissexto.

Lamentavelmente, defrontamo-nos hoje com um baixo clero da radiestesia, verdadeiros transgêneros de uma técnica que, quando corretamente usada, demonstra o grande potencial do psiquismo humano.

Não nos deixeis cair em tentação.

E livrai-nos do mal.

Espiritualidade sem religião

O espiritualismo laico é outro paradigma, contudo, seus adeptos acabam involuntariamente caindo em algo que se denomina espiritualismo universalista, que é uma corrente filosófica baseada nas teorias do carma e da reencarnação, devendo o indivíduo fazer uma conexão com as várias correntes de pensamento relacionadas à espiritualidade.

As religiões não emanam de Deus ou do plano espiritual, elas são criações da mente humana. Existem outros caminhos para atingir a evolução espiritual fora das religiões. Neste âmbito, o que é mais importante é a conduta ética, mesmo acima da própria fé.

O uso de orações, mantras e cânticos devocionais

A utilização de mantras, orações e repetição de determinadas frases de elevado teor espiritual têm como efeito colateral levar o praticante a um estado alterado de consciência. A finalidade disto é desligar-se delicadamente do estado de vigília próprio da atenção necessária a qualquer atividade profissional ou doméstica.

A entoação de frases escolhidas prepara o indivíduo para o contato com os auxiliares invisíveis enquanto ele faz sua evocação.

Os espíritas sempre disseram:

> *"A forma não é nada, o pensamento é tudo. Faça cada qual a sua prece de acordo com suas convicções e da maneira que mais lhe agrade, pois um bom pensamento vale mais do que numerosas palavras que não tocam o coração."* – Allan Kardec.

Não obstante preferirmos a Radiestesia Espiritual como uma disciplina laica, somos totalmente a favor do uso de qualquer tipo de exercício que induza a um estado de relaxamento superficial para sairmos do estado de vigília ou atenção próprios de um modo de vida atual. O exercício mais comum e fácil de executar são as orações, quaisquer que sejam.

Por nossas tradições e cultura, a oração mais usual é o Pai Nosso. Misterioso instrumento que permite a quem o pratica religar-se com o sagrado.

É estimado que dois bilhões de cristãos, católicos, anglicanos, protestantes e ortodoxos, rezem o Pai Nosso no dia de Páscoa. Em termos energéticos é uma poderosa egrégora.

A alimentação vegetariana

Não vamos cair na armadilha da preleção natureba vegetariana, apesar de o sermos. Ainda assim, convidamos nosso leitor a repensar no assunto. Infelizmente, a maioria dos alimentos à nossa disposição é produto de uma lavoura com uso e abuso de pesticidas e fertilizantes. Nessa linha de produção, todos estão comprometidos, o aplicador, por ser analfabeto funcional, e o agrônomo, gerente das grandes empresas, pelo compromisso de apresentar resultados. No lado oposto, as indústrias químicas milionárias regozijando-se. E no final da linha, nós, os consumidores sem defesa, comendo o que está disponível. Todo esse alimento pode ser comestível, mas que não é saudável, isso sem dúvida. E como somos fisicamente o resultado do que comemos...

É evidente que melhor seria uma alimentação do tipo macrobiótica equilibrada e variada, elaborada a partir de vegetais orgânicos. Uma vida sem o uso de fumo, baixa quantidade de álcool, apenas nas refeições, exercícios físicos moderados e uma família.

Abordamos o tema porque todos os textos clássicos frisam a necessidade da abstenção da ingestão de certos alimentos, álcool e fumo. Conforme a origem do texto, assim são maiores as limitações a uma alimentação comum. Estas limitações vão do médium canalizador até ao doente. Sendo que a abstenção recomendada é maior nos dias de tratamento. Fica o registro...

Requisitos radiestésicos

Conforme já dissemos na apresentação, é necessário que o radiestesista possua um bom treino radiestésico, pois as energias com que ele vai se deparar neste tipo de pesquisa são por demais tênues para que alguém não habilitado se saia bem.

Um teste deve ser efetuado pelo próprio radiestesista ou por outro, reconhecidamente habilidoso, para investigar o índice de habilidade radiestésica. A habilidade requerida em graus para um bom resultado é de 300°. Faça o teste indicado sobre a prancha da figura 9, colocando uma foto sua como testemunho sobre o título: Grau de habilidade radiestésica. Pode usar também como testemunho a carteira de identidade ou outro documento com a foto virada para cima.

Teste de Habilidade Radiestésica

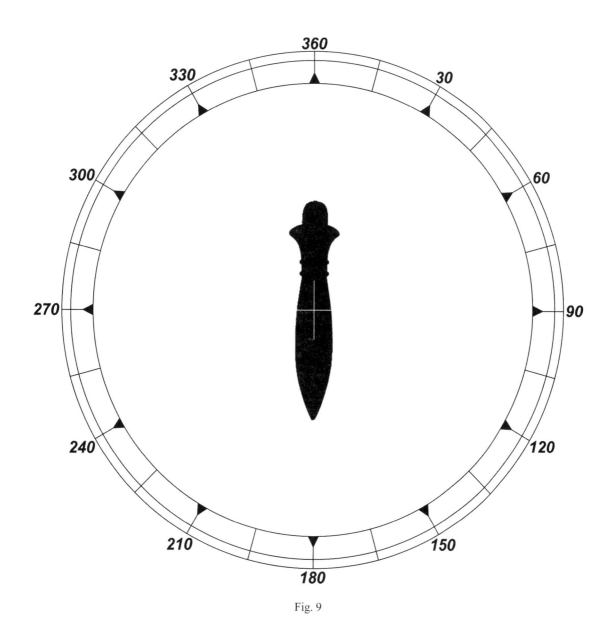

Fig. 9

Estágios para o Caminho Interior

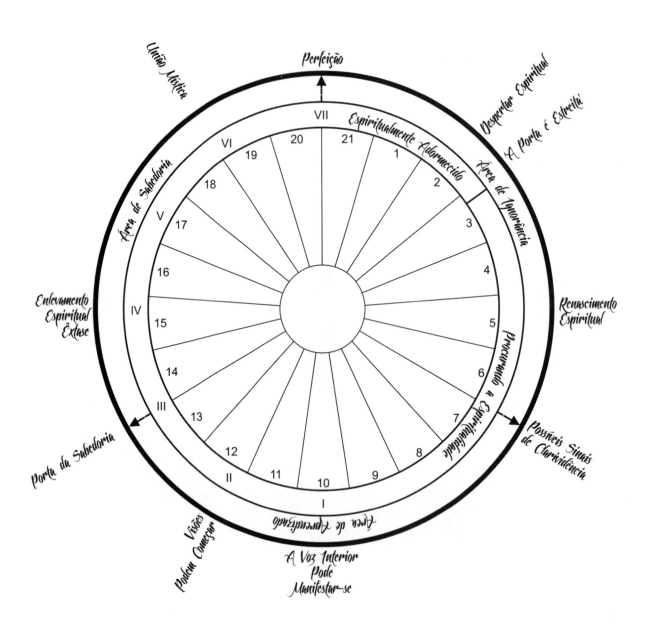

Fig. 10

Teste de habilidade radiestésica

Método de análise – coloque o gráfico à sua direita, frente à mão. Lance o pêndulo sobre o centro do gráfico, com fio longo, 12 a 15 cm. Faça a pergunta: "de quantos graus é minha habilidade radiestésica para a Radiestesia Espiritual?" O pêndulo deve deslocar-se lentamente para a direita (sentido horário), até finalmente atingir o grau de habilidade do analisado.

Alguém que obtenha resultado inferior a 50° deve desistir da prática, pois não possui habilidade suficiente. A partir de 80°, as forças necessárias para o uso do pêndulo podem ser desenvolvidas com vontade, afinco, persistência. Essa taxa permite a pesquisa de doenças do físico. Com 90° já possibilita a pesquisa das propriedades do caráter. Já 300° são indispensáveis para o pleno uso da Radiestesia Espiritual e 360°, só alguns raros obtêm este índice, para eles não há limites na área de pesquisa.

Coloque o testemunho da pessoa a investigar (foto), no centro do gráfico e coloque a pergunta: "qual o grau de habilidade radiestésica de fulano?"

Antes de pendular, leia várias vezes os títulos do gráfico para que seu inconsciente aprenda o conteúdo.

Coloque o testemunho a investigar (pequena foto), no centro do gráfico.

Utilize um pêndulo semelhante ao da figura 11.

Suspenda o pêndulo sobre o testemunho no centro do gráfico, use fio longo (de 12 a 15 cm). Lance o pêndulo a partir do número 1, este deve, lentamente, efetuar um deslocamento no sentido horário até finalmente se estabilizar. Agora questione: "qual o estágio de evolução para o caminho interior em que se encontra fulano?"

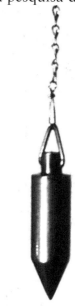

Fig. 11 – Pêndulo simples para todos os trabalhos

São 21 os níveis de desenvolvimento espiritual do homem

Os números romanos representam os graus de iniciação interior que são alcançados em certos níveis de desenvolvimento espiritual e sem cerimonial externo.

Não existe nenhum atalho nem truque para aumentar a habilidade radiestésica, ela também não surge da noite para o dia, será obtida com uma prática constante e bem orientada, paralelamente a um desenvolvimento interior. Nosso livro anterior *Radiestesia Prática e Avançada,* ensina, passo a passo, as técnicas para o aprendizado da radiestesia, com todos os exercícios documentados com sequências fotográficas.

"Aquele que tudo julga fácil, encontrará muitas dificuldades." Lao-Tsé

A Radiestesia Espiritual quando praticada por alguém habilitado não oferece riscos, porém, o oposto é uma realidade. O radiestesista neófito ou aquele mal preparado ou ainda o sem habilidade radiestésica, arrisca-se a sofrer a intervenção de entidades brincalhonas ou, pior ainda, de entidades perversas capazes de jogos ardilosos para estabelecer um contato mais profundo com o fraco pesquisador.

Teste para investigar o estágio de evolução do caminho interior

O radiestesista também deve investigar em que ponto encontra-se nos estágios para o caminho interior (Fig. 10). Seu estágio mínimo deve estar na parte final da área de aprendizado. Estágios mais baixos não permitirão a compreensão dos estados de evolução dos consulentes e a perfeita interação com as energias das entidades espirituais, requisito indispensável para a aplicação das terapias espirituais.

Mais uma vez, é bom assinalar que esta pesquisa obtém melhores resultados quando executada por outrem, de habilidade radiestésica reconhecida e de elevado desenvolvimento espiritual, mas, como sempre, quem não tem cão...

Os valores encontrados como resultados da pesquisa são simples indicações de um estágio de desenvolvimento, não se trata de valores absolutos, já que este tipo de desenvolvimento apresenta múltiplos aspectos.

O radiestesista deve observar um estrito comportamento ético. Respeitar sigilo em relação às informações obtidas seja quem for o consulente. Também não deve se tomar como guia psíquico ou espiritual do outro. E não esquecer que o trabalho com o pêndulo é cansativo, o que tende a induzir a erros.

Os instrumentos para a prática da Radiestesia Espiritual

Baseados em uma boa experiência, indicamos como instrumento um pêndulo semelhante ao da foto (Fig.11), ou o mais parecido possível. Sempre terminado em ponta. Só relembrando, existem dois métodos de uso do pêndulo, para perguntas binárias, SIM ou NÃO, com fio curto, três a quatro dedos de comprimento, com as respostas positivas sempre com giro à direita. O outro método é o do pêndulo lançado com fio longo (uns 12 a 15 cm), sobre algum grafismo onde o ângulo de desvio indicará a resposta à pergunta formulada.

O uso de outros instrumentos facilita as variantes saindo da egrégora da Radiestesia Espiritual.

Gráficos radiestésicos

A régua de Bovis

Em geobiologia, é costume medir a taxa vibratória de um local em função da escala desenvolvida por A. Bovis (Fig. 12), a qual ele batizou de biômetro.

Hoje em dia, está um pouco esquecida a história a partir da qual o inventor fez sua escala, há mais de noventa anos.

Para A. Bovis, todos os corpos, formas, desenhos ou contornos de corpos são induzidos e indutores. É a partir desta teoria que ele foi levado a criar seus dispositivos de detecção e a conceber seu biômetro, medindo todas as radiações e as classificando por categoria, simplesmente por um desenho gravado sobre uma placa. A partir desta teoria, ele foi levado a criar uma lei que explicita seu trabalho de pesquisa.

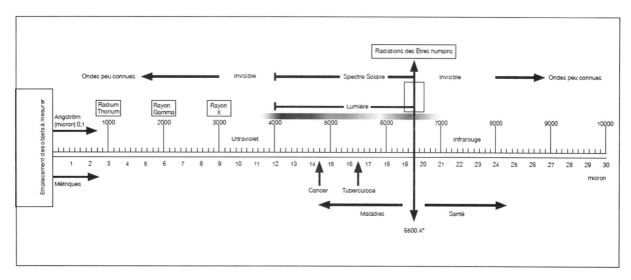

Fig. 12 – Biômetro de Bovis original

Lei de Bovis

Todo o corpo (desenho ou contorno de corpo) de forma alongada, qualquer que seja seu comprimento, qualquer que seja sua natureza, animal, vegetal ou mineral, tem a propriedade de captar as ondas telúricas quando orientado na direção N-S. Se dermos a este corpo uma forma geométrica qualquer, ele se tornará emissor e receptor de ondas, qualquer que seja sua orientação.

Se dermos a um corpo qualquer a forma de ferradura, quando as pontas do corpo estiverem viradas para o Norte, a ponta do lado Leste é positiva, se virarmos as pontas para o Sul, este mesmo lado Leste se torna negativo.

Se colocarmos um corpo alongado, qualquer, em posição vertical, ele será igualmente receptor e emissor de ondas, como um corpo horizontal, mas os polos se deslocarão em função da polaridade da terra. (Percebemos que a terra é positiva ou negativa segundo a quantidade de ondas cósmicas que ela recebe). Quando a terra é positiva, a extremidade do corpo, tocando o terreno é negativa e o alto é positivo. Quando a terra é negativa, o lado de baixo do corpo é positivo e o alto negativo. O meio do corpo continua sempre misto.

Por causa desta lei, muitos consideraram que Bovis se interessava, sobretudo, pelas ondas telúricas, e fizeram do biômetro a referência para mensurar a atividade telúrica de um local.

No início do século passado, os radiestesistas estavam persuadidos que sua disciplina seria reconhecida como uma ciência nos próximos anos. Bovis havia escalonado seu biômetro em Angström. Infelizmente, o futuro mostraria que a unidade de medida radiestésica escolhida por Bovis não tinha nada a ver com os angströms. A unidade de medida radiestésica porta hoje o nome de seu criador, assim como outras medidas: Hertz, Volta, Watt, Tesla ou Angström. As unidades Bovis são cada vez menos aceitas, porque elas misturam alegremente frequências e comprimentos de onda.

A escolha de Bovis pelos 6.500 como ponto de equilíbrio entre a alta e a baixa energia, como ponto de equilíbrio ou ponto neutro, tem um motivo no mínimo curioso. A. Bovis gostava de cravos, especialidade floral da região de Nice. Os maços de cravos estocados para venda nos armazéns emitiam uma taxa de 6.500 unidades. Quando expostos no mercado para venda, a taxa subia até 7.200 unidades, talvez por conta da luz do sol. Os maços não vendidos e de novo estocados voltavam ao índice anterior de 6.500 unidades.

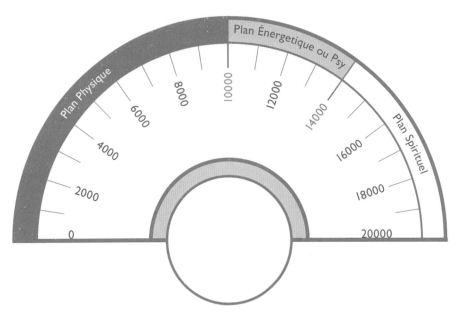

Fig. 13 – Biômetro escala expandida

Bovis também só previu uma escala até 10.000, limitando-se assim ao plano físico.

Em virtude de mudanças climáticas, geomagnéticas, de qualidade de vida e de hábitos, o limite entre a boa saúde e a deficiente encontra-se hoje entre 9.000 e 9.500 UB (unidades Bovis). Percebe-se que esta escala é um pouco limitada, especialmente quando se trabalha com informações de caráter psicológico e com energias espirituais. Hoje vem se difundindo o uso de biômetros de meio círculo com escala ampliada, como o da figura 13. Este gráfico tem uma unidade de medida abstrata, por um aspecto mais correta, mas é uma régua em curva, trajetória que as energias não fazem! As energias se propagam em linha reta, ficando, por conta do psiquismo humano, todo o esforço de captação e tabulação do valor sob medida. Um dispositivo linear permitirá a medida do comprimento da emissão ou de sua harmônica. Sugerimos então o modelo de régua da figura 15, calibrado em UR, unidades radiestésicas, funcionando nos três planos, físico, energético e espiritual.

Os gráficos auxiliares de pesquisa em Radiestesia Espiritual têm um grafismo particular, em consequência disso, têm maior capacidade de sintonização e uma emissão mais elevada, com isso, diminui consideravelmente o esforço mental do pesquisador em radiestesia. Biômetro com escala e formato adequados para as pesquisas atuais, suprindo a necessidade de uma escala ampliada, sem indicações espúrias, indutoras de resultados.

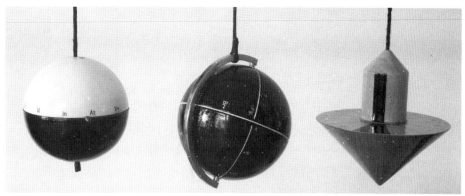
Fig. 14 – Alguns modelos de pêndulos cromáticos utilizáveis em pesquisas radiestésicas

Modo de usar

Coloque a régua sobre a mesa de trabalho. Este modelo não necessita de orientação espacial. Deposite o testemunho a analisar sobre a área indicada. Coloque o pêndulo sobre o gráfico, balançando transversalmente em qualquer ponto da escala.

Formule mentalmente a pergunta, por exemplo: qual o valor em UR desta substância? Qual o valor em UR da energia deste lugar?

O pêndulo irá se orientar para um lado ou outro da escala. Desloque lentamente o braço no sentido em que o pêndulo balançou, até ao ponto em que o pêndulo apresentar um ângulo transversal em relação à escala.

No caso de usar um testemunho de doente à esquerda, é possível equilibrar a vibração deste pela escolha adequada do remédio, colocando-o no espaço à direita na régua. O ponto de equilíbrio perfeito está no centro da régua.

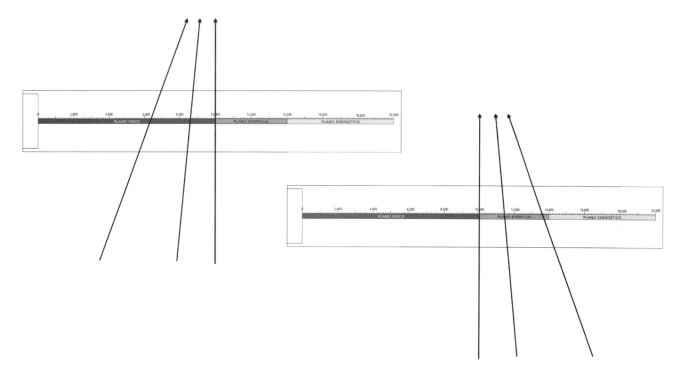

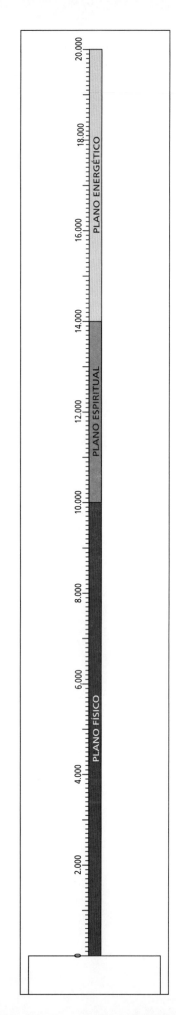

Fig. 15

III

O diagnóstico com radiestesia na área da saúde

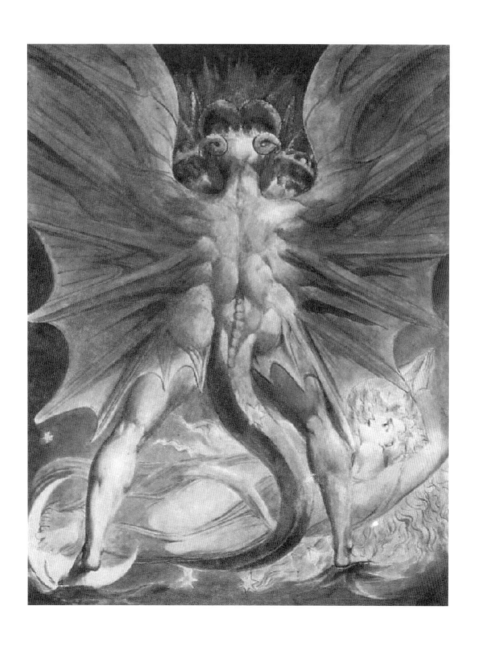

36 | *Radiestesia Espiritual*

Para praticar a Radiestesia Espiritual é necessário respeitar certos procedimentos, rituais e protocolos. Desta forma, uma conexão com o plano espiritual é estabelecida. Começaremos com os diagnósticos radiestésicos – sugerimos que nosso leitor use um testemunho de algum familiar para treinar, repetindo passo a passo nossas orientações. Que fique claro que as primeiras experiências conterão um elevado número de erros e os diagnósticos obtidos não serão válidos. Como todo aprendizado, torna-se necessário repetir algumas vezes aqueles passos mais difíceis, ou aqueles que não compreendemos imediatamente.

Na radiestesia, a maioria de seus praticantes não se dá um tempo de treino, achando que o pêndulo responde positivamente a seu questionamento. Estritamente neste aspecto, aprender radiestesia e piano é parecido – só que no caso do piano percebemos o quanto tocamos mal no início.

Para iniciar a pesquisa é necessário recolher um testemunho do cliente (cabelo ou foto), preencher a ficha, nomear o envelope dos testemunhos, efetuar a limpeza do ambiente com o exercício do vento solar – este exercício, durante o aprendizado, deverá ser efetuado sempre, mais tarde, à medida que se for ganhando prática radiestésica, podemos pendular sua necessidade.

Neste nosso primeiro exercício vamos utilizar a técnica da análise breve.

Ficha do cliente

Usar fichas de cartolina do tamanho 4x6, anotar no verso resumidamente o diagnóstico estabelecido para referência futura.

Antes de fazer a análise radiestésica, perguntar se pode realizar o diagnóstico.

Como sempre, devem ser feitas ressalvas em relação aos tratamentos convencionais da medicina, que não devem ser abandonados em favor de um tratamento de caráter energético.

Cuidados com os testemunhos

Para evitar contaminação energética, os testemunhos devem ser manipulados com cuidado e, se possível, não devem ser tocados pelo pesquisador.

Aconselhamos o uso de apenas dois tipos preferenciais de testemunhos: as fotos e fios de cabelo. Claro que na falta destes, use o testemunho disponível. Evite ao máximo o contato com a foto, ao recebê-la, limpe-a com uma flanela e guarde dentro de um envelope do tamanho apropriado. Se a foto for de mais de uma pessoa, recorte-a preservando apenas a área importante. Anote no verso da foto o nome da pessoa ou do local, em tamanho pequeno e a lápis. Testemunhos de cabelo devem ser colados com durex sobre meio cartão de visita e identificados no verso com o nome da pessoa.

Para as fotos use envelope amarelo, tamanho A5, e para os testemunhos de cabelo, envelope tamanho cartão de visita, também amarelo. Esta padronização permitirá uma melhor catalogação dos testemunhos.

Após realizar vários diagnósticos de análise breve, pode o leitor se aventurar em uma análise mais abrangente, denominada de análise completa e, também, à análise do quadro psicológico.

Roteiro de análise radiestésica

1. Medir vitalidade geral com biômetro.
2. Investigar as doenças do corpo físico, análise breve ou completa.
3. Investigar estresse geopático*.
4. Investigar qualidade de ambiente doméstico e profissional*.
5. Investigar FT e FPA (forças do mal), também com Radiestesia Cabalística*.
6. Investigar desequilíbrios astrais – larvas, miasmas, implantes*.
7. Com gráfico Psicométrico de Bélizal, investigar qualidades pessoais*.
8. Reexaminar a necessidade de terapia verbal.
9. Checar ajuste de dieta alimentar*.
10. Checar a necessidade de exercícios físicos*.
11. Escolher a terapia.

   * *Quando houver suspeitas ou motivos para empreender a análise específica de qualquer um dos itens.*

1º Análise breve (ver caderno no final do livro)

Esta modalidade de análise deve ser efetuada no período de aprendizagem ou para confirmar um diagnóstico já existente.

O gráfico a ser usado é uma adaptação do escargot seletor de A. de Bélizal, um clássico na radiestesia. Para o tratamento pode ser utilizado o mesmo instrumento da análise.

Anote meticulosamente todos os resultados.

O terapeuta de Radiestesia Espiritual deve estar preparado para receber um bom número de casos difíceis, seja pela gravidade da doença, seja pelos quadros de difícil diagnóstico. Aí se inclui aquela legião de doentes que não reagem positivamente às medicações ou ainda são vítimas de constantes recidivas. Os casos de fácil solução são curados pela automedicação, receita do farmacêutico ou pela medicina tradicional.

Diz-se que a medicina moderna esqueceu o poder da cura da chamada medicina da alma, iniciando um caminho de cura voltado para a materialidade. Vemos isso como algo normal, as terapias tradicionais da medicina da alma encontravam-se entrelaçadamente misturadas com misticismo vulgar e com práticas de caráter mágico-religioso de baixo jaez. Atualmente é possível fazer a separação judiciosa das várias técnicas sem que isso promova a desarticulação das mesmas.

Após realizar várias análises – breves, completas, energéticas, psicológicas e de estresse geopático –, da aplicação da técnica da psicoenergética e do tratamento espiritual, lentamente os canais de contato com o plano espiritual vão se consolidando, melhorando sua performance radiestésica.

2º Análise completa (ver caderno no final do livro)

Como se trata de um diagnóstico por meio da radiestesia, sem o auxílio da moderna instrumentação, assim como dos atuais recursos laboratoriais, é imprescindível que o radiestesista siga metodicamente o roteiro do caderno de análise completa, para que os resultados sejam conclusivos. O protocolo de diagnóstico segue uma metodologia originária dos laboratórios Delawarr de radiônica.

Durante o diagnóstico não investigaremos aspectos subjetivos cármicos, estes conteúdos serão removidos ou amenizados quando do tratamento espiritual.

Análise psicológica (ver caderno no final do livro)

Os resultados da investigação psicológica não devem ser a princípio revelados para o cliente. Estes dados são complementares para estabelecer um perfil.

Podemos questionar se o cliente tem pouco interesse por seu trabalho, não podemos é dizer-lhe que ele é neurótico!

Análise do campo energético (ver caderno no final do livro)

Investigar a qualidade energética do local de trabalho.

A ação espiritual só será bem-sucedida quando, tanto o ambiente quanto o cliente estiverem em bom equilíbrio vibracional, permitindo assim a atuação positiva das entidades do plano espiritual. Contudo, os primeiros passos podem ser dados – diagnóstico e seleção de homeopáticos e outros.

Caso haja necessidade faça uso dos pêndulos para radiestesia cabalística.

Apesar da restrição, somos obrigados a inserir uma análise energética com radiestesia cabalística no seio de nossas análises, isto se deve ao fato de que, muitas vezes, os chamados estados mágicos são agentes de desequilíbrio no estado de saúde do cliente.

Usar a radiestesia cabalística com parcimônia, estritamente para a pessoa e para o local de permanência, residencial ou profissional, com: Shin, IAVE, magia, necromancia e forças do mal, só!

Não analisar mais nada!

Energias deletérias – vento solar

Infelizmente, é frequente a presença de energias deletérias dentro dos mais variados espaços, residenciais ou profissionais. Também é comum a aglutinação de tais energias no local de atendimento do radiestesista em virtude do número de pessoas atendidas, portadoras dos mais variados problemas. Para efetuar a limpeza, promovendo o reequilíbrio energético, tomamos emprestada uma técnica de limpeza e de proteção própria da apometria, por sua facilidade de aplicação e eficiência, chamada *vento solar*.

Se o ambiente estiver energeticamente muito pesado, procura-se eliminar esses campos negativos com vento solar, a fim de cortar e fragmentar esses campos parasitas. Esse vento solar não é um vento propriamente dito, porém são emanações provenientes do Sol, de bilhões de partículas subatômicas, tais como prótons, nêutrons, elétrons e demais partículas animadas de alta velocidade, que banham a Terra constantemente e que, no Hemisfério Norte, formam belíssimas auroras boreais na alta estratosfera. Essa emanação dinâmica tem a propriedade de influir nos campos de frequência mais baixa, desfazendo-os.

A força do pensamento do operador exerce uma ação sobre essas partículas, em virtude de sua alta velocidade, elas se aglutinam sob a vontade do operador, transformando-se em poderoso fluxo energético, o qual tem o poder de desintegrar as energias parasitas existentes no ambiente.

Para proceder à limpeza do ambiente, visualize a energia do vento solar em redemoinho dentro da sala, dissolvendo todas as energias presentes e carregando-as para fora, acompanhada de contagem, em geral de sete a dez pulsos, contando lentamente.

Visualize agora uma luz verde elétrica, formada de milhões de pequenas partículas, enchendo a sala, numa contagem de sete a dez pulsos. Esta luz verde criará um ambiente esterilizado que manterá o radiestesista ao abrigo das referidas energias deletérias.

Um alerta:

O temor neurótico de energias negativas e da ação de forças negativas induz a estados psíquicos favoráveis ao surgimento e manutenção de tais energias. O radiestesista não deve exagerar no temor a sua segurança, mas não deve, contudo, se descuidar da mesma. Não abuse do uso de instrumentos de proteção, entre eles os gráficos radiestésicos. Como fazer então? Abuse de prudência, bom senso e cautela. Esta é uma área em que se aprende aos poucos, usando a radiestesia como técnica de análise.

Infelizmente, o que gostaríamos que não existisse é uma dolorosa realidade: indivíduos que são vítimas de pensamentos e ações negativas externas deliberadas, cuja recuperação é difícil com repetidas recaídas, com saúde física e psíquica fragilizadas.

Dividimos esses estados em dois grupos:

- FORÇAS DAS TREVAS: energias ou estados do tipo psíquico, pensamento negativo enviados por outrem. Quanto mais forte a carga emocional envolvida, mais demorado será o tratamento. Usualmente, as pessoas não mantêm um rancor ou ódio permanente, mas apenas respondem com um pensamento grosseiro a um incidente particular em uma relação interpessoal.

  Estes estados são extremamente difíceis de serem detectados, não desanime se não conseguir efetuar a análise ou se encontrar falsos positivos.

  Os pêndulos para Radiestesia Cabalística que respondem a estas energias são: Shin invertido, IAVE invertido, magia e necromancia. Sozinhos ou em variados conjuntos.

- FORÇAS PSÍQUICAS ASSASSINAS: estes estados são usualmente o resultado das energias das F.T. de longa duração. Elas podem ser o resultado de emoções extremas ou encantos direcionados negativamente, tal como é feito no *voodoo*. Essas energias podem também, às vezes, vir de entidades desencarnadas, e isto deve ser considerado nos casos de alcoolismo, vícios em drogas, estresse emocional recente, ferimentos traumáticos, incluindo acidentes, cirurgias, etc.

Quando um grande número destes estados estiver presente, o indivíduo encontra-se em risco de morte.

Os pêndulos para Radiestesia Cabalística que respondem a estas energias são: Shin invertido, IAVE invertido, magia, necromancia e também shadain e satã em combinações variadas.

O gráfico de Análise do Campo Energético permite identificar estes estados, cuja finalidade é a de estabelecer um diagnóstico abrangente e, assim, entender o quadro geral do indivíduo pesquisado. Não estimulamos, entretanto, que o radiestesista tente promover algum tipo de reequilíbrio ou limpeza para além dos estritos limites impostos nesta obra.

O radiestesista pode não obstante fazer uso de dois gráficos antimagia, cujo uso não provoca efeitos colaterais danosos, respectivamente o SCAP e o IAVE (Figs. 16 e 17).

- O Shin invertido indica uma inversão na corrente ascensional do campo vital, só presente em casos de doenças graves e estados de magia.
- IAVE invertido indica estado mágico lesivo.
- Magia, o giro positivo indica a presença deste estado, que pode ser automagia.
- O pêndulo necromancia gira sobre testemunhos de vítimas de maldições e de fortes estados de inveja.
- Forças do mal indica a presença de entidades maléficas.

Aqueles que comungam do pensamento mágico, muitas vezes desenvolvem estados de automagia, o que eventualmente pode abrir as portas para outros estados.

Nunca é demais enfatizar que a presença destes estados pode fazer surgir doenças, normalmente com sintomas inespecíficos, ou dificultar o tratamento de qualquer moléstia.

Nestes casos, começa-se o tratamento pelos estados mágicos.

Como fazer?

Não temos nada a recomendar a não ser extrema prudência e, se possível, que alguém que tenha prática se encarregue do caso.

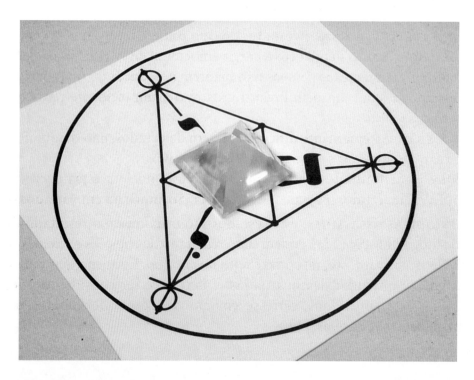

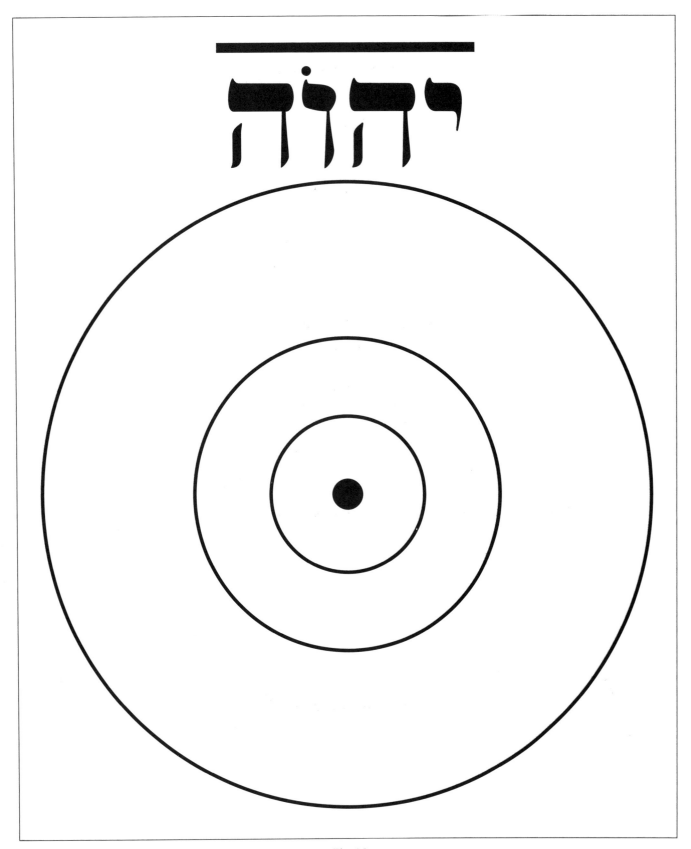

Fig. 16

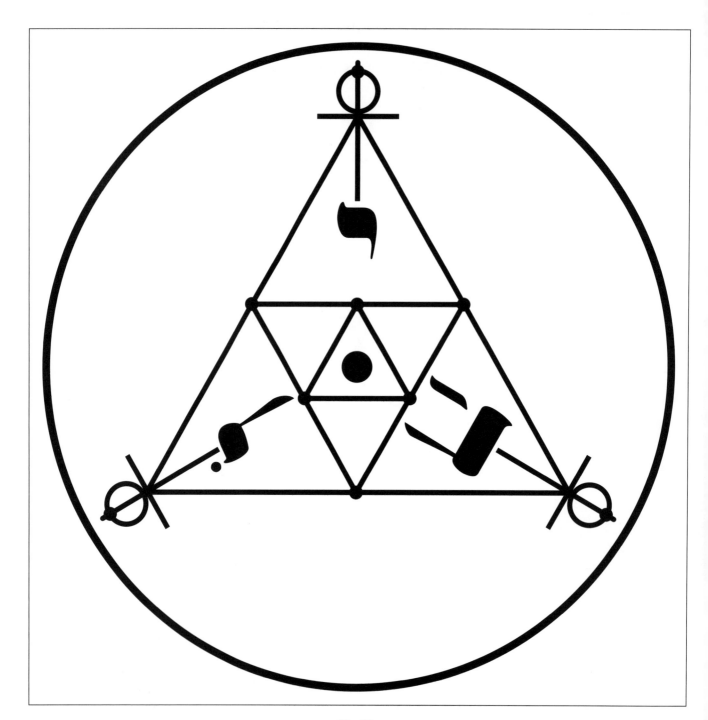

Fig. 17

Os chakras

Os chakras são de vital importância para o praticante de radiônica, porque eles são o ponto focal por onde as energias são captadas para o propósito de vitalizar o corpo físico. É através destes centros de força que as energias curativas são direcionadas até as áreas doentes do corpo, a fim de se restabelecer um estado de equilíbrio ou saúde.

Um chakra pode ser definido como um ponto focal para a recepção e transmissão de energias. Estas energias podem se originar de uma variedade de fontes, algumas cósmicas, outras provenientes do inconsciente coletivo de uma nação ou humanidade, ou dos mundos físicos, emocionais e mentais do Eu Inferior. Os chakras, no corpo etérico, vêm à existência quando linhas de energia cruzam e recruzam umas às outras. Os sete chakras maiores formam-se onde estas linhas se cruzam, umas às outras, vinte e uma vezes. Os chakras menores, dos quais existem vinte e um, ocorrem quando as linhas de energias cruzam-se quatorze vezes.

Os chakras possuem três funções principais:

- Vitalizar o corpo físico.
- Levar ao desenvolvimento da autoconsciência.
- Transmitir energia espiritual a fim de levar o indivíduo a um estado de ser espiritual.

Estes centros são, naturalmente, agentes de natureza de distribuição de energia, provendo força dinâmica e energia qualitativa.

O IAVE é um gráfico neutralizador de ondas de magia, criadas por quaisquer processos, magia, ritual ou qualquer tipo de ataque psíquico.

É também um gráfico muito simples de se utilizar, bastando, para isso, que se coloque um testemunho, ou seja, um objeto ou amostra da pessoa a quem se quer auxiliar (algo que tenha a mesma frequência de energia da aura da pessoa, uma foto, uma mecha de cabelos, etc.) no centro do gráfico.

Isto é o suficiente para que se neutralizem alguns tipos de influências negativas provenientes de magia ritual. O gráfico também pode ser utilizado junto de certas técnicas de autodefesa psíquica, o que aumenta ainda mais a sua eficácia.

Todos os gráficos baseados em expressões sagradas não necessitam de orientação espacial, ainda assim, se possível, oriente-o com o Yod para o Norte.

Além da ação de emissão própria da figura geométrica, o SCAP projeta os efeitos benéficos da energia da expressão: saúde, bem-estar, proteção contra entidades de qualquer esfera e voltes.

Como nos demais gráficos, todos os controles serão efetuados por radiestesia, corretor e testemunho unidos sobre o ponto central, qualquer tipo de testemunho e qualquer tipo de corretor.

É importante que o praticante de radiônica tenha um entendimento claro do fluxo de energia, como sendo a função dos chakras. Ele nunca deve se esquecer de que a energia segue o pensamento, e que uma imagem claramente visualizada da rota tomada pelas energias curativas ao seu destino, através dos chakras aos órgãos e sistemas do corpo, irá ao final da análise aumentar a efetividade do seu trabalho.

Estresse geopático

Estresse geopático é o desequilíbrio físico provocado por energias deletérias com variadas origens e que tem uma ação lesiva sobre a saúde de quem habita ou trabalha em tais locais.

O estresse geopático é um dos tópicos estudados na disciplina geobiologia, é um fenômeno universalmente aceito, especialmente na Europa, onde seus conceitos estão mais difundidos.

Constata-se que um cliente geopaticamente estressado pode vagar anos a fio de médico em médico, carregando sua doença, reagindo mal às medicações e apresentando sintomas inespecíficos.

Este teste ajuda a identificar uma condição de desequilíbrio fora do âmbito normal dos agentes patológicos. Não existe um tratamento específico para estes estados. Talvez ajude tentar subir as defesas do cliente com *Arsenicum Album*, providenciar uma investigação na moradia e no trabalho e corrigir o que for possível.

Alguns testes de estresse geopático podem ser efetuados com o auxílio de algumas substâncias utilizadas como reagentes:

Silicea D60

Detecção básica do estresse geopático.

Fragmentos ou pó de ágata

Detecção de descarga de campos de força (YIN), cujas causas são normalmente: água corrente; movimento de terra; minas ou caves perto de casa. Estas forças estão presentes em 80% dos problemas geopáticos.

Carbonato de cálcio D1

Detecção de campos de força carregados (Yang), como resultado de depósitos de resíduos minerais e também de depósitos de minerais oleosos, etc.

Para realizar os testes, aponte o indicador esquerdo para a substância reagente, com o pêndulo suspenso sobre o testemunho (foto ou cabelo), a resposta positiva do pêndulo indica o estado de desequilíbrio geopático presente.

Este teste ajuda a identificar uma condição mórbida fora do âmbito normal dos agentes patológicos.

Recomendo a leitura do livro *Geobiologia – Uma arquitetura para o século XXI*.

Análise da qualidade dos ambientes

Talvez o radiestesista tenha a oportunidade de analisar os locais de permanência do cliente ou investigar, mesmo que seja a distância, sobre uma planta. Que fique claro que esta atividade encontra-se fora do escopo da Radiestesia Espiritual.

O geomagnetometro

O diagnóstico da presença dos desequilíbrios geobiológicos pode ser efetuado por meio de modernos aparelhos eletrônicos, como o estatímetro, que mede a presença de eletricidade estática; o cintilômetro, que mede a emissão de radiação gama que ocorre em corrente de água subterrânea e em fissuras; o contador Geiger, que detecta a presença de radioatividade e o geomagnetometro, que indica variações no campo geomagnético.

Variações de algumas dezenas, até alguns milhares de nanoteslas são normalmente observadas nos fenômenos telúricos, isto ocorre nas falhas, descontinuidades e correntes de água. O geomagnetometro é o instrumento que permite mensurar tais variações.

Infelizmente, os aparelhos eletrônicos indicados são todos de elevado preço, e seu uso esporádico desaconselha sua aquisição.

Podemos, contudo, improvisar. O celular IPhone da 4ª geração em diante roda uma App da Skypaw (Fig. 18), a Measures, que tem um módulo em microtesla que permite avaliar alterações geomagnéticas. Todos os demais testes podem ser efetuados por meio da radiestesia com o uso de um pêndulo simples e gráficos específicos inclusos neste livro.

Sempre que possível, utilize instrumentos eletrônicos de medida e compare os resultados com aqueles obtidos radiestesicamente. O celular IPhone mesmo tratando-se de uma improvisação nos dá parâmetros utilizáveis com resultados muitos interessantes.

Desenhe uma planta do local, mesmo tratando-se de um desenho leigo, faça o melhor que puder. Tente fazer com que as proporções sejam as mais parecidas com a realidade. Refaça o desenho tantas vezes quanto necessário, até que esteja o mais perfeito possível.

Improvise um bercinho ou suporte com cartão ondulado feito a partir de um pedaço de caixa de papelão ou de um retalho de carpete fino. Faça um furinho e prenda um barbante que será usado para deslocar o celular pelo chão, risque o desenho à distância de um decímetro e percorra essas linhas virtuais anotando nos locais da planta as variações ocorridas (Fig. 19).

Quando a análise for dentro de uma construção, o deslocamento do berço pode se efetuar sobre o piso, quando o local a medir for externo é necessário o uso de uma régua de madeira de uns dois metros, ou melhor, dois pedaços de um metro unidos por uma dobradiça, para simplificar o transporte. Faça marcas na régua a cada 10 cm para facilitar a mensuração. Sobre esta régua faremos o deslocamento do berço por meio do barbante.

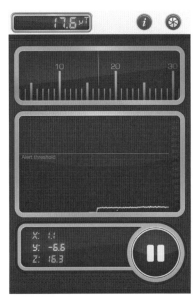

Fig. 18 – App Skypaw para iPhone

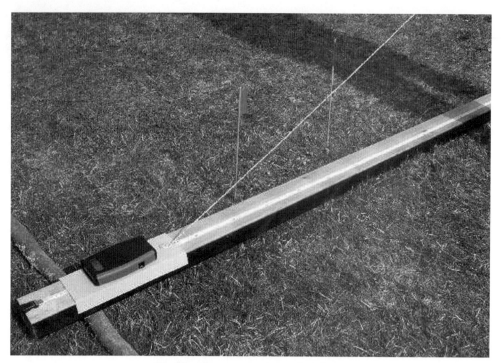

Fig 19 – Geomagnetometro sobre régua

Como as medidas do aparelho estão em microtesla, basta anotar 25, 20, 35, etc.

Alguns desequilíbrios ambientais motivados por conjuntos de fatores podem, eventualmente, ser minimizados ou anulados pela utilização do gráfico Ark'all (Fig. 20). Detecte o local de colocação do mesmo. O eixo do gráfico deverá ser alinhado Norte/Sul. Ressaltamos, no entanto, que um local com um subsolo com fraturas, correntes de água e outro fenômenos próprios da geologia, dificilmente alcançará um índice energético positivo com métodos análogos. No entanto, às vezes, quando não há outra solução, vale experimentar...

As flechas secretas

São denominadas de flechas secretas todas as informações veiculadas por uma forma exterior (estrada, pilar, árvore, elementos arquitetônicos agressivos, rotatórias de autoestradas, cemitérios, etc.) que agridem o lugar. A detecção é possível apontando o local e medindo sua energia num biômetro, ou com um pêndulo cromático, aí constatando a diferença de emissão entre o gerador das flechas e seu entorno. Meça em elétrico, em magnético e indiferenciado.

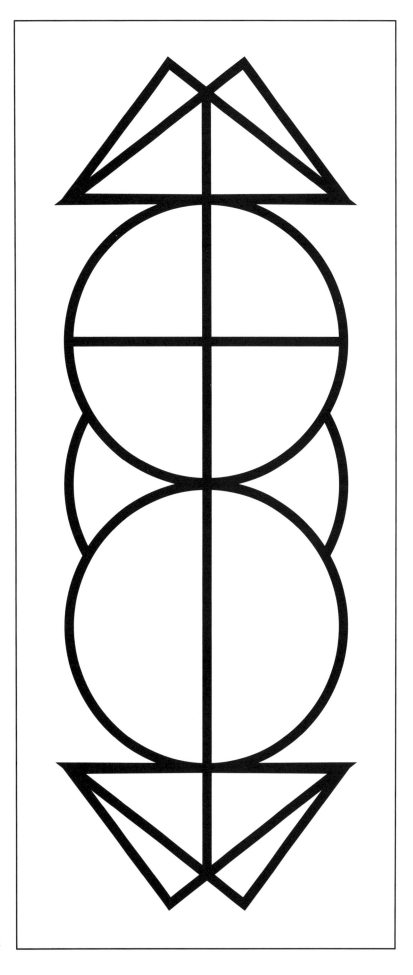

Fig. 20 – Reequilibrador Ark'all

IV
Pesquisa dos tratamentos em geral

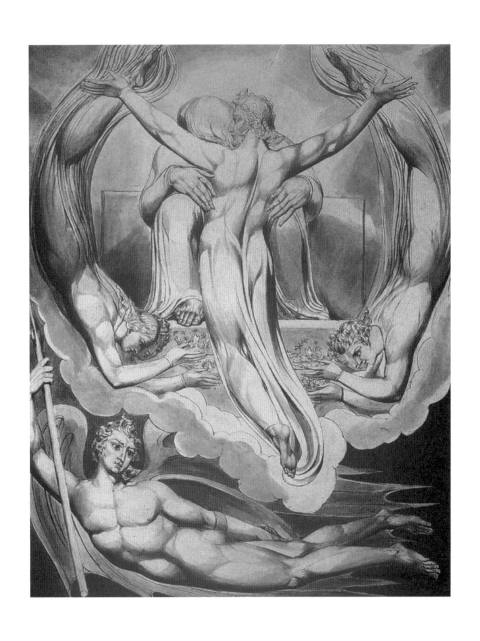

50 | *Radiestesia Espiritual*

Eliminar a dor ou desconforto deverá ser uma das primeiras providências pelo bem estar do cliente e também pelo efeito positivo que isso produz, sinalizando que o tratamento começou e está funcionando.

Sempre que houver necessidade de realizar um tratamento a distância, por exemplo, numa situação de emergência, utilize um dos gráficos das figuras 21 e 22, conforme as instruções.

* Nota: *só utilizar a emissão a distância como solução alternativa.*

Pesquisa em homeopatia (ver caderno no final do livro)

Por suas características energéticas, a homeopatia tem uma forte identificação com a Radiestesia Espiritual, em consequência, é de certa forma fácil chegar a uma boa escolha de remédios.

Para complementar as informações sobre homeopatia, aconselhamos ao radiestesista a consulta de dois livros, clássicos brasileiros da homeopatia doméstica: *Guia de Medicina Homeopática*, de Nilo Cairo e *Higiene e Tratamento Homeopático das Doenças Domésticas*, de Alberto Seabra.

Pesquisa dos sais de Schussler (ver caderno no final do livro)

Por se tratar de uma técnica menos conhecida do público, inserimos aqui alguns dados.

Calcarea fluorica (calcium fluoratum) D6

Encontra-se no esmalte dos dentes, nos ossos e nas células da epiderme, sobretudo onde exista tecido elástico. O agente atua no aparelho circulatório e fortalece os pequenos vasos sanguíneos. Além disso, estimula a reabsorção dos endurecimentos vasculares.

Indicações Terapêuticas:

Perda de elasticidade dos vasos sanguíneos (hemorroidas, varizes, arteriosclerose). Doenças ósseas e dentárias (propensão a cáries, etc.), lesões discais, moléstias articulares, raquitismo infantil, endurecimento dos tecidos e glândulas, debilidade postural, envelhecimento prematuro da pele.

Também se discute a conveniência de administrar *calcium fluoratum* como agente de apoio em todas as doenças tumorais. Atua lentamente e deve-se tomar durante longos períodos de tempo.

Calcarea phosphorica (calcium phosphoricum) D6

É o sal mais abundante no organismo humano. É o agente bioquímico responsável pela construção e o fortalecimento de todas as estruturas do organismo; fundamentalmente configura a massa óssea dura, também está presente em todas as células. *Calcium phosphoricum* atua sobre as membranas celulares limitantes e intervém na síntese proteica.

Indicações Terapêuticas:

Como o *calcium fluoratum*, recomenda-se administrar de preferência com o *calcium phosphoricum*, indicado em todas as doenças ósseas e dentárias, fraturas complicadas que demoram a soldar, anemia, processos pulmonares, alterações de tipo nervoso, astenia, transtornos do sono (especialmente em lactentes, durante a infância e em épocas de desenvolvimento e crescimento). Também se administra nos transtornos menstruais, durante a gravidez e na convalescença. *Calcium phosphoricum* é um agente bioquímico de efeito lento que se recomenda tomar durante longos períodos de tempo. O agente é ideal para pessoas anêmicas, pálidas, de aspecto adoentado; os seus sintomas acentuam-se pela noite e podem piorar em condições de repouso.

Calcarea sulphurica (*calcium sulfuricum*) D6

Encontra-se no fígado e vesícula biliar. Assim como a silicea, tem uma grande utilidade em todos os processos purulentos. Aumenta a coagulação sanguínea e estimula o metabolismo.

Indicações Terapêuticas:

Abscessos, furúnculos, antraz, inflamações do tecido conjuntivo, amidalites purulentas, catarro brônquico purulento, cistite e nefrite, resfriado crônico que afeta os seios nasais com secreções purulentas, sanguinolentas e fétidas; fístulas anais, reumatismo crônico e, finalmente, também em pacientes com insônia, perda de memória e vertigens.

Ferrum phosphoricum D12

A importância do ferro (*Ferrum*) no organismo é essencial e não há dúvida do papel vital que desempenha no nosso organismo. O ferro não só é um componente imprescindível da hemoglobina, como se encontra em todas as células, intervém em múltiplos processos enzimáticos e exerce funções importantes nos mecanismos de defesa frente às infecções. Na infância, é necessário para um crescimento normal e, pela mesma razão, é imprescindível também durante a menstruação, na gestação e no período de latência. A proporção de ferro no organismo é de 4 a 5 gramas, das quais três quartas partes correspondem à hemoglobina.

Indicações Terapêuticas:

É o agente bioquímico para todas as doenças súbitas e para todos os processos inflamatórios e febris em estado inicial. Está indicado em doenças infantis, estados anêmicos, dores, feridas, hemorragias, contusões, distorções articulares, sobrecargas físicas, alterações da perfusão sanguínea com sintomas reumatoides, gastrite catarral aguda com dor e vômitos e diarreias estivais acompanhadas de febre.

52 | *Radiestesia Espiritual*

Este gráfico permite realizar transferências ou dinamizações, é possível dinamizar uma água colocada no OUT com a energia de um final de remédio colocado sobre o IN. Oriente o gráfico com o OUT para o Sul.

Como a operação depende do magnetismo terrestre, o tempo da operação é de no mínimo 10 minutos, pendule para confirmar.

É também possível enviar o remédio a distância colocando sobre o OUT o testemunho de alguém, (remédio sobre o IN, o gráfico orientado).

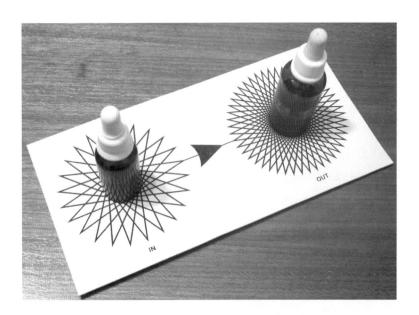

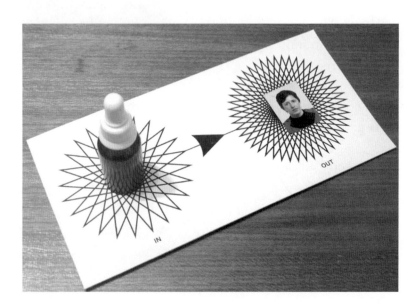

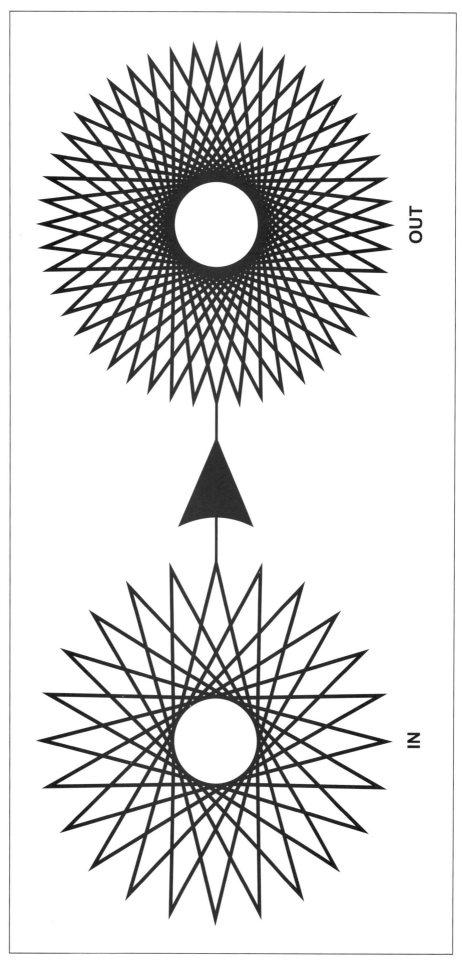

Fig. 21 – Módulo de dinamização

Este gráfico permite emissões a distância de qualquer corretor radiestésico. Alinhe a abertura da espiral para o Norte.

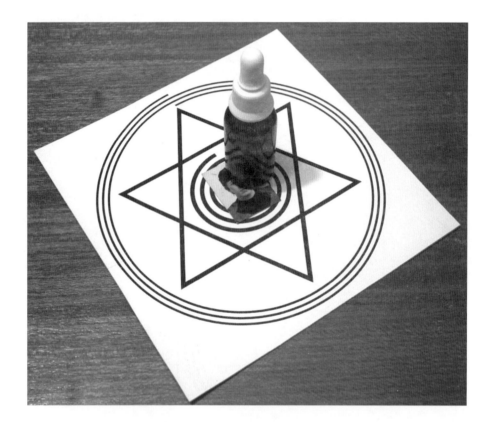

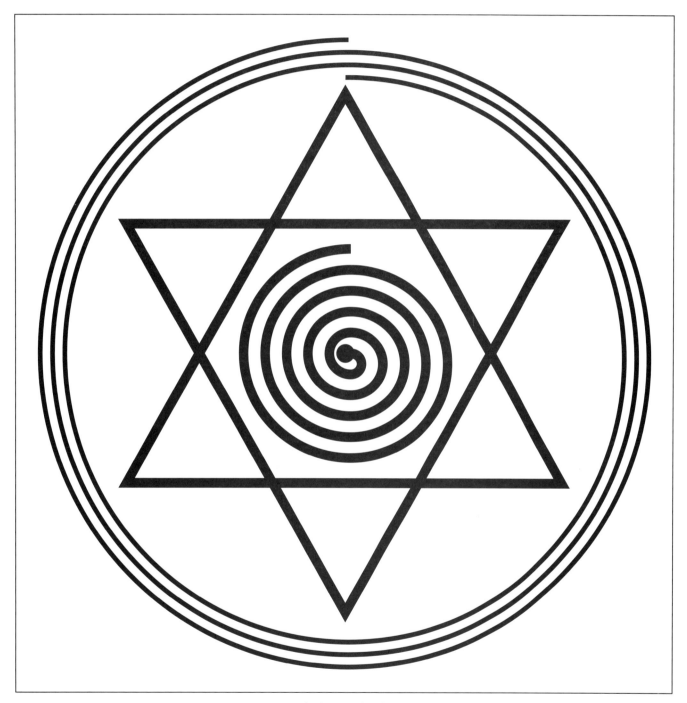

Fig. 22 – Acelerador

Kalium muriaticum (kalium chloratum) D6

O potássio faz parte de todas as células, sobretudo leucócitos e eritrócitos. Como o sódio, tem efeitos fisiológicos específicos sobre a excitabilidade nervosa e muscular. Além disso, intervém na síntese proteica e na utilização dos hidratos de carbono (efeito ativador do metabolismo). Em conjunto, pode-se afirmar que o potássio é um componente imprescindível do organismo. O déficit de potássio causa alterações patológicas em diversos tecidos (músculo cardíaco e músculos esqueléticos, entre outros).

Indicações Terapêuticas:

Kalium chloratum está considerado em bioquímica como o agente principal no tratamento anticatarral de diversos órgãos e mucosas e nos catarros acompanhados de secreções fibrinosas-espessas (segundo estágio de inflamação) que formam uma massa branca, fina ou viscosa, tratando-se tanto de placas brancas finas na pele como de membranas sólidas de cor branca localizadas nas mucosas. Prescreve-se principalmente *kalium chloratum* para o tratamento de afecções otorrinolaringológicas (ORL) e oculares caracterizadas por inflamação fibrinosa, também em processos pulmonares e pleurite fibrinosa, bronquite, reumatismo, tendo-vaginite, verrugas, reações de vacinas, queimaduras, etc.

Kalium phosphoricum D6

É o sal orgânico mais significativo para a célula, particularmente importante para o soro, os leucócitos, os distintos tecidos do organismo e as células cerebrais nervosas e musculares. O déficit de potássio produz esgotamento destes órgãos, em certas ocasiões, acompanhado de transtornos psíquicos, ânimo depressivo, ansiedade, abatimento e perda de memória.

Indicações Terapêuticas:

Kalium phosphoricum é o agente funcional bioquímico de mais utilidade no tratamento das doenças agudas, crônicas e de esgotamento. Está indicado em estados nervosos, depressivos, exaustão, melancolia, histeria, insônia de origem nervosa, apatia intelectual, perda da memória, debilidade muscular, lombalgias, alterações cardíacas de tipo nervoso, sensação de ansiedade com palpitações (síndrome do pânico), etc. Também indicado como medida de apoio no tratamento das cardiopatias orgânicas, em hemorragias, paresias, perda de força em processos infecciosos, estados infecciosos e inflamatórios com secreções fétidas e antisséptico interno.

Kalium sulphuricum D6

Encontra-se nas células da epiderme e células epiteliais da pele e mucosas, normalmente junto ao ferro, que o apoia na sua função de transporte de oxigênio na célula e serve para ativar o metabolismo celular. *Kalium sulphuricum* é para o terceiro estágio inflamatório com secreções viscosas amareladas, já que o *ferrum phosphoricum* é para o primeiro estágio de inflamação (inflamação seca sem secreção) e *natrum muriaticum* (*kalium chloratum*) para o segundo estágio de inflamação (secreções viscosas).

Indicações Terapêuticas:

Em inflamações crônicas de todo o tipo, afecções cutâneas descamativas, catarros de mucosa purulentos crônicos (nariz, ouvidos, faringe, brônquios, conjuntiva, etc.), também em catarros gastrointestinais, hepatite, nefrite, dor articular reumática e, em geral, para a estimulação de todos os processos de eliminação e desintoxicação. O paciente apresenta um estado anímico dominado pela melancolia e pela ansiedade; os sintomas acentuam ao entardecer e em habitações há muito tempo fechadas; alivia e melhora em espaços abertos com ar puro e fresco.

Magnésia phosphorica D6

É um analgésico e antiespasmódico bioquímico por excelência. O magnésio ocupa o segundo lugar em importância depois do potássio entre os sais minerais do organismo humano. Aproximadamente a metade encontra-se no esqueleto, um terço no sistema muscular e o resto reparte-se entre nervos, cérebro, medula espinal, eritrócitos, fígado e glândulas tiroides. O magnésio intervém em múltiplos processos enzimáticos. Possui propriedades antitrombóticas e antialérgicas e influi sobre a excitabilidade neuromuscular e a função cardíaca (prevenção do enfarto do miocárdio, entre outros). O magnésio diminui o metabolismo basal e reduz os níveis de colesterolemia.

Indicações Terapêuticas:

Quadros espasmódicos de todo o tipo, cólicas e algias, neuralgias em todo o corpo, sensação de opressão na região cardíaca e tendência a enxaqueca. O seu efeito é destacável no tratamento de quadros clínicos do tipo cólica, flatulência, meteorismo, problemas da dentição e tosse convulsa em crianças e diarreias aquosas acompanhadas de dor abdominal.

Natrum muriaticum (natrum chloratum) D6

Dos sais sódicos do organismo, o *natrum chloratum* é o que tem a maior importância biológica. É absolutamente vital (essencial). Enquanto que o potássio está localizado na sua maior parte nas células, aproximadamente a metade do sódio se encontra no líquido extracelular e outro terço nos ossos e tecidos cartilaginosos. No estômago e no rim também existem concentrações intracelulares de sódio relativamente altas.

Indicações Terapêuticas:

Anemia, clorose, anorexia, perda de peso, catarro das mucosas com secreção serosa, catarro gastrointestinal acompanhado de diarreia aquosa, hipoacidez, hipogalactose no puerpério, obstipação por atonia intestinal, hemorroidas, sensação de formigamento e intumescimento das extremidades, erupções cutâneas e exsudativas, dor reumática, cefaleias, enxaquecas, lacrimação, ptialismo, neurastenia, histeria e falta de iniciativa. Piora dos sintomas pela manhã, por esforço psíquico e clima úmido frio. Muita sede, apetência por comidas salgadas; melhora com ar quente e seco ou também com ar puro.

Natrum phosphoricum D6

Encontra-se em todo o organismo, em células nervosas, nos músculos, nos eritrócitos e no tecido conjuntivo. Mantém o ácido úrico em solução para a eliminação através dos rins. *Natrum phosphoricum* é importante para a eliminação dos produtos metabólicos. Também desempenha uma função essencial na troca de ácido carbônico (efeito tampão) e no metabolismo do ácido lático que o organismo produz a partir do glucógeno com o trabalho muscular.

Indicações Terapêuticas:

Natrum phosphoricum é um agente neutralizador de eficácia provada nas hiperacidoses de todo o tipo. Tem aplicação no tratamento de doenças agudas e crônicas (sobretudo em crianças) por transtornos metabólicos, excesso de ácido clorídrico, pirose, vômitos ácidos, diarreias de fermentação, no reumatismo, ciática e gota. Também está indicado em adenites, inflamações oculares, amigdalites, faringites com eructos azedos, cistites, cálculos renais e biliares e erupções cutâneas com secreções amarelas de consistência cremosa.

Natrum sulfuricum D6

Não se encontra nas células como nos líquidos tecidulares. Tem por missão descongestionar o organismo, eliminar toxinas do metabolismo, desintoxicar e ativar o fluxo biliar.

Indicações Terapêuticas:

Em todas as doenças dos órgãos de excreção (fígado, vesícula biliar, rim, bexiga), também em erupções cutâneas, feridas antigas, úlceras exsudativas das pernas, edemas, infecções gripais e moléstias reumáticas. *Natrum sulphuricum* está indicado em pacientes com sensação permanente de frio que não se aquecem mesmo cobertos, que são irritáveis, indiferentes e depressivos. Os sintomas, que em muitos casos apresentam-se periodicamente, são mais acentuados pela manhã, em dias úmidos e em ambientes úmidos (em casa). As secreções são aquosas e de cor verde-amarelada.

Silicea D12

É essencial ao organismo como componente do tecido conjuntivo. Silicea é importante para a constituição da pele e mucosas e para o crescimento de unhas, cabelo e ossos. Aumenta a capacidade de resistência e a resistência mecânica dos tecidos, cosmético bioquímico. Os pulmões, os gânglios linfáticos e as glândulas suprarrenais contêm quantidades importantes de silicea. O silício, como componente principal da silicea é, depois do oxigênio, o segundo elemento mais frequente na superfície terrestre. Silicea está relacionado de forma especial com o metabolismo do cálcio. O ácido silícico intervém junto a outras substâncias na assimilação do cálcio contido nos alimentos. Ativa a formação do colágeno e estimula a atividade dos fagócitos (células devoradoras), tão importantes para a defesa do organismo frente às infecções.

Indicações Terapêuticas:

Silicea, associado ao *calcium sulphuricum*, é o principal meio contra as inflamações agudas e crônicas supurativas de todo o tipo. Também está indicada nos casos de paredes vasculares distendidas (varizes, hemorroidas, etc.), doenças das unhas e cabelo, adenite e endurecimentos ganglionares, processos de cicatrização, fístulas ósseas, cáries, raquitismo, terçol e suores noturnos. Ativa a reabsorção de hematomas e derrames e reduz níveis sanguíneos de ácido úrico (ver também *natrum phosphoricum*).

Recomendações

Normalmente um metal só é prescrito uma vez em cada receita.
Ferr Phos – silicea.

Um sal de sódio é sempre prescrito em todas as receitas.
Nat Mur – Nat Phos – Nat Sulph.

Dois sulfatos não devem aparecer na mesma receita.
Calc Sulph – Kali Sulph – Nat Sulph.

Fosfato de magnésio é prescrito em quase todas as receitas.
Mag Phos.

Pesquisa dos florais e outras substâncias do conhecimento do radiestesista (ver caderno no final do livro)

Uma mudança de estado emocional pode ser determinante na evolução positiva para o portador de alguma patologia. Por seu valor terapêutico, os florais são hoje usados muitas vezes como técnica coadjutoria em tratamentos para auxiliar na melhora de um estado emocional decorrente de uma longa enfermidade.

Um famoso ditado popular americano diz que "uma oração por dia mantém os médicos distantes". A oração, a fé, a religião, enfim a espiritualidade pode ser aliada na recuperação dos doentes. Como medir e analisar a influência de algo tão abstrato? Nos Estados Unidos, pesquisas sobre o tema são desenvolvidas há décadas, já no Brasil elas estão no início e se desenvolvem em universidades públicas: UNIFESP, UNICAMP, UNESP, Universidade Federal do Ceará e outras.

A questão da espiritualidade começa a fazer parte do currículo de faculdades de medicina brasileiras e estrangeiras, inclusive na USP, como disciplina optativa.

Um grupo de pesquisa da UNICAMP constatou que o uso de álcool e drogas era menor entre os pesquisados que tinham educação religiosa, porém mais inclinados a serem depressivos.

Outra pesquisa, efetuada na UNIFESP, averiguou que as práticas de imposição das mãos como técnica terapêutica em cobaias aumentavam o número de linfócitos e monócitos, responsáveis pelo sistema imunológico e redução das plaquetas. Manipulando essas células in vitro junto de células tumorais, foi possível observar que as células das cobaias teriam o dobro de condições de combater um tumor.

O trabalho com psicoenergética

Antes de começar o trabalho, solicite o acompanhamento das entidades espirituais ou então de alguma entidade em particular, se este for o caso.

Com o cliente sentado num banquinho (banco permite o acesso completo à pessoa).

Limpeza energética

1. Do alto da cabeça até os dedos das mãos, com as mãos em concha, ao final de cada passagem sacuda as mãos para expelir as energias retiradas. Faça o exercício de 4 a 6 vezes.
2. Refaça o exercício agora da cintura até os pés.
3. Pelas costas:
   Do pescoço até abaixo dos ombros.
   Do pescoço até o meio das costas.
   Do pescoço até a cintura.

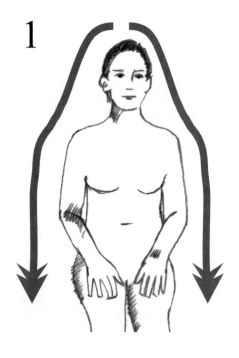
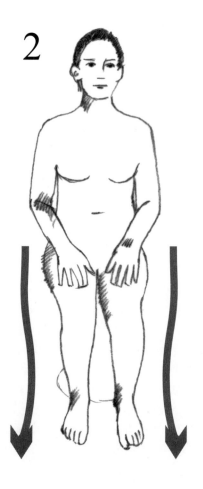

3

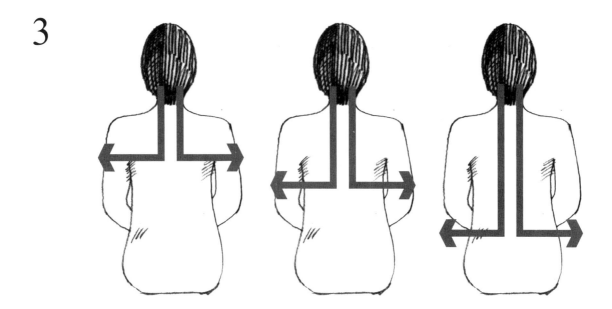

Doação energética

A posição deitada favorece o trabalho do terapeuta. A duração será de 3 a 5 minutos por posição.

1. As duas mãos sob a nuca.
2. As duas mãos sobre os olhos.
3. As duas mãos sobre a garganta.
4. As duas mãos sobre o coração.
5. As duas mãos na altura do umbigo.
6. As duas mãos acima do púbis.

Encerre agradecendo às entidades espirituais pelo auxílio prestado.

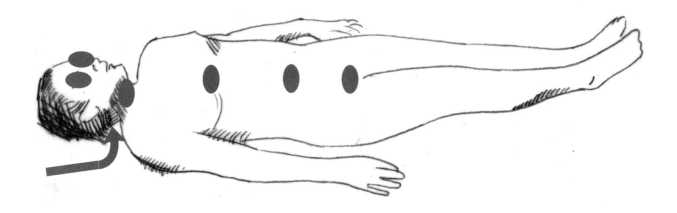

A psicoenergética

Psicoenergética é um conjunto de técnicas de leitura do campo áurico humano, de limpeza energética, para desmaterializar energias deletérias e de energização por meio de doação energética sobre os principais chakras (glândulas endócrinas) e locais afetados por doenças. É uma técnica de imposição das mãos com ou sem toque. A energia projetada deverá ser oriunda do plano espiritual (Fig. 23).

Vamos restringir a psicoenergética ao tratamento e este em duas etapas: limpeza e energização.

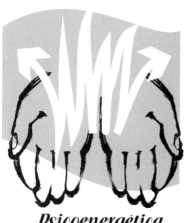
Psicoenergética

- Aplicação básica – 1 vez/semana.
- Aplicação intensa – 1 vez/dia.
- Aplicação de emergência – 1 vez/dia + a distância, pela espiritualidade.

Com o tempo, a prática da psicoenergética promove no terapeuta a capacidade da análise ou leitura das áreas com desarmonias, o que é muito interessante, pois complementará a análise radiestésica.

Alguns fundamentos do tratamento espiritual

Segundo a AME-Internacional (Associação Médico-Espírita Internacional) "Cada um de nós está sujeito à influência de fatores biológicos, sociais, ecológicos e psicológicos gerenciados pela alma imortal, e é esta que promove a cura" e "temos de nos valer de todo o arsenal terapêutico de que dispomos dentro dos que é proposto pela medicina tradicional, quanto dos recursos gratuitos que nos são oferecidos pela terapia complementar espírita, que a tradicional ainda não utiliza".

Segundo a Associação Médica Americana, em 1992, 2% de todas as escolas médicas dos EUA ofereciam cursos relacionados à espiritualidade. Em 2004 esse número cresceu para 67%, o que significa que dos 150 cursos de medicina lá existentes, 100 deles incluíam no currículo algum conteúdo relacionado à medicina e espiritualidade.

A aplicação de passes

Os passes mediúnicos ou passes magnéticos são executados por um médium canalizador usando as mãos, que podem ser impostas de forma estática ou em movimento sobre partes específicas do corpo do cliente. Neste ato, são transferidas energias com ou sem a participação de entidades espirituais. Muitas terapias alternativas utilizam os mesmos procedimentos e hoje são universalmente aceitas: cura prânica, os vários níveis de reiki, polarização, toque terapêutico, johrei, etc.

Água fluidificada

Água fluidificada ou água energizada é comumente utilizada como elemento terapêutico nos centros espíritas e outros centros de tradições espiritualistas. É atributo da água mudar sua estrutura conforme a influência sofrida, assim é para a água benta, a homeopatia, os remédios florais, remédios radiônicos e radiestésicos, água Marcel Violet, água solarizada em vidros coloridos, etc.

A água pode ser fluidificada a distância, seja colocada sobre o criado mudo de quem recebe um tratamento espiritual a distância, seja colocada perto de uma TV por quem assiste a algum ritual religioso. Ao paladar é fácil perceber a diferença entre uma água comum e outra energizada. Qualquer água energizada parece mais "macia", fenômeno comum em qualquer que seja o método de energização.

Cirurgia espiritual

Esta é uma das modalidades de tratamento espiritual que é mais surpreendente. Na maioria das vezes é praticada por algum médium espírita incorporado e realizada sem cortes físicos. Apenas uma simulação e nem sempre efetuada no local afetado, coberto logo após com um largo esparadrapo. Muitas vezes os clientes operados ficam combalidos, enfraquecidos, como se houvessem sofrido algum pequeno choque físico. Porém existem alguns locais onde o médium curador realiza a operação espiritual realizando cortes, algumas vezes profundos, retirando corpos estranhos através deles. Para tal, utiliza um bisturi ou pequena faca, sem luvas e sem cuidados básicos com assepsia. Surpreendentemente os cortes não infeccionam e alguns dias mais tarde em vez de uma cicatriz apresentam uma fina linha rosada. Exames de imagem posteriores mostram a ausência total do tumor (quando era o caso) ou ainda vestígios de operação cirúrgica.

A eficácia do tratamento espiritual

A doutrina espírita e outras crenças espiritualistas afirmam que para o sucesso do tratamento é fundamental que o cliente e seus acompanhantes tenham fé no procedimento, que a doença tenha completado seu ciclo de transformações no indivíduo e que o médium canalizador esteja equilibrado emocionalmente para que assim obtenha o adequado auxílio da espiritualidade.

Grande parte de nossa informação e cultura tem como origem a televisão. A quase totalidade de matérias dessa mídia abordando o tema terapia espiritual, pontuam preferivelmente os aspectos negativos da atuação de alguns casos de falsos médiuns e aproveitadores.

A falta de comprovação científica é uma alegação falsa, senão vejamos; hoje existe uma associação médico-espírita e a disciplina medicina e espiritualidade é ministrada em universidades americanas e brasileiras. E olha que lá nos Estados Unidos a AMA, ao longo de sua história, desenvolveu uma atividade beirando uma nova inquisição, intermediando a prisão de seus opositores e a quebradeira de consultórios na marreta.

A veracidade do tratamento espiritual e sua eficácia podem ser avaliadas facilmente por milhares de pessoas que procuram certos médiuns de cura, pessoas de todas as classes sociais! Até presidente da república. Por vezes, algumas dessas sessões foram no Hospital Sírio Libanês (hospital vip); templo da mais alta tecnologia aplicada à medicina.

Contudo, o número de resultados positivos obtidos em atendimentos relâmpago, segundo metodologias até questionáveis, não deixa nenhuma margem de dúvida acerca dos resultados positivos. Um fato nos chamou a atenção: o grande número de médicos e outros profissionais da saúde entre o público que procura o atendimento espiritual.

Acreditamos que a eficácia dos tratamentos espirituais se compara a das técnicas alternativas e à medicina tradicional. É preciso levar em conta que o tratamento espiritual é, na maioria das vezes, procurado por aqueles que não obtiveram resultados com outras técnicas.

O tratamento espiritual

Tradicionalmente, as terapias de caráter espiritual são canalizadas a médiuns incorporados segundo princípios espíritas ou umbandistas. Muitas vezes, tais médiuns são pessoas simples e de baixa instrução, verbalizando de modo até simplório, instruções passadas pelas entidades espirituais. A terapia em si é aplicada a não importa a quem, sendo indiferente, sexo, idade, meio social, etc.

Nossa proposta na Radiestesia Espiritual é que o radiestesista possa expandir sua atuação de diagnóstico e seleção da técnica terapêutica a ser aplicada, mediando a atuação do plano espiritual à condição de utilizar um protocolo bem definido.

Como já dissemos antes, as qualidades mediúnicas estarão em relação direta com os resultados finais, contudo, a prática contínua promoverá a qualidade do praticante.

O bom resultado das intervenções espirituais depende de uma série de fatores tanto do plano físico quanto do espiritual. Entre esses fatores, encontra-se um bastante subjetivo, o merecimento. Para nossa lógica racionalista, nem sempre conseguimos compreender seus fundamentos, já que alguns beneficiados não se enquadram dentro dos requisitos supostamente necessários. Certas vezes parece que as razões do além, assim como as do coração, têm razões que a própria razão desconhece.

O contato com as entidades espirituais

O método proposto para o contato com as entidades espirituais é de extrema simplicidade, sendo válido para a autocura e para o tratamento de pessoas *in loco* ou a distância.

São necessários alguns preparativos para que o contato com as entidades seja efetuado.

O uso da cor branca funciona como um sinalizador da intenção do radiestesista ou do cliente. Assim como a oração, a recitação de algum texto, um cântico devocional, etc.

1º Autocura

Em posição deitada, sobre uma cama, divã, etc., revestido com lençol ou coberta branca. A área do corpo a receber o foco do tratamento deve ser coberta com uma pequena toalha branca. Pode também optar pela posição sentada em poltrona ou cadeira. Abra a pequena toalha sobre o colo.

Faça a oração ou similar, uma, duas, três vezes, calmamente, lentamente, dê um tempo para que o contato se estabeleça.

Agora se comunique com as entidades espirituais da mesma forma como se estivesse se dirigindo a alguma pessoa.

Exemplo: solicito às entidades espirituais que têm afinidade comigo que intermedeiem uma equipe médica para um tratamento para minha doença.

Crie uma tela mental com a imagem de um consultório, branco, no qual serão efetuados todos os procedimentos espirituais de cura, já dentro do consultório estes procedimentos serão semelhantes, tanto quanto for possível aos procedimentos da medicina tradicional.

Proceda a partir daqui à imposição das mãos sobre os mesmos locais da psicoenergética, seis posições, finalizando sobre o local afetado. A cada troca de posição repita a oração. O tempo de cada aplicação é de três a cinco minutos.

Ao final, agradeça a ação das entidades espirituais.

2º Aplicação num cliente in loco

Se o tratamento for aplicado em outra pessoa presente, proceda exatamente da mesma maneira como no exemplo anterior.

A imposição das mãos pode ser com ou sem toque. E a aplicação pode ser estática ou em movimentos circulares horários. Fica a critério de quem aplica.

3º Aplicação a distância

Se a aplicação for a distância, deve ser investigado no gráfico de tratamento espiritual (Fig. 24) qual o dia, o horário e o número de vezes.

Tudo deve ser anotado sobre o verso da ficha do cliente.

Um pedido expresso deve ser efetuado às entidades espirituais.

Exemplo: solicito às entidades espirituais a aplicação de tratamento para a doença de fulano, a ser efetuado nos dias e horários conforme a ficha do cliente. Agradeço às entidades espirituais pelo tratamento aplicado.

No dia e horário definido o cliente deve se preparar para receber o tratamento espiritual. Uns dez minutos antes deverá se deitar em cama forrada com lençol branco e cobrir a área afetada com uma pequena toalha branca. Deverá assim permanecer por um período de 30 a 45 minutos, em estado de oração ou similar (exercício com o qual tenha afinidade), para alcançar um estado de relaxamento adequado à influência espiritual.

O cliente pode não sentir nenhuma sensação da influência espiritual, assim como é possível percebê-la por completo, tudo depende de sua sensibilidade.

É possível para o radiestesista detectar a ação espiritual a distância controlando o testemunho do cliente com os pêndulos para radiestesia cabalística, IAVE e Shin. Para detalhes consulte nosso livro anterior *Radiestesia – Ciência e Magia*.

Para qualquer das modalidades é aconselhável que a pessoa não faça nenhum tipo de esforço maior entre 1 a 2 dias após.

Escolha uma pequena mesa ou aparador, coloque sobre ela alguns cristais brancos, gatilhos ou indicadores de nossa intenção e, no mesmo local, coloque também as fichas dos tratamentos a distância.

Cheque periodicamente as fichas e guarde as vencidas.

Apesar da aparente simplicidade do método, ele funciona! Evidenciando a boa vontade das entidades espirituais.

Periodicamente (sentado em cadeira, poltrona ou no chão sobre almofada), faça contato com as entidades, solicitando uma conexão e assistência em todas as etapas de sua atividade radiestésica.

Nós somos radiestesistas. Esta técnica quando bem utilizada produz os mais belos resultados, revelando porções do oculto.

Nossa esperança ao finalizar este livro é que a prática da Radiestesia Espiritual se difunda. Que muitos leitores venham a descobrir seus potenciais e possam com isso ajudar aqueles que têm necessidades.

Boa sorte!

São Paulo, 2014.

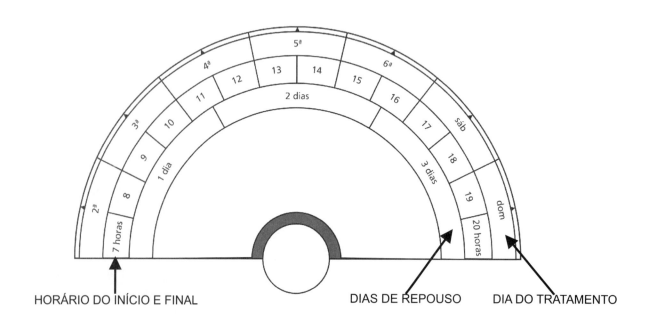

Tratamento espiritual

dom

20 horas
19
18
sáb
17
3 dias
16
6ª
15
14
5ª
2 dias
13
12
4ª
11
10
1 dia
9
3ª
8
7 horas
2ª

Caderno para análise simplificada da saúde

70 | *Radiestesia Espiritual*

O modelo mini é uma simplificação do tradicional escargot-seletor, sem, no entanto, perder suas qualidades devidas ao uso do grafismo escargot, construção baseada na forma da concha indiana, animal que apresenta a razão áurea em seu desenvolvimento. O escargot é talvez a mais potente forma gráfica radiestésica.

Para proceder a uma análise, primeiro alinhe o gráfico com o V+ para o Norte, mantenha o escargot móvel apontado para o V+, coloque o testemunho no local indicado na foto. Lance o pêndulo no eixo Norte-Sul, o desvio indicativo de um distúrbio normalmente é superior a 90°.

Para promover um tratamento, aponte o escargot móvel na direção oposta à vibração encontrada, coloque o testemunho agora fora do gráfico frente aos 180°. Pendule qual o tempo de exposição e, periodicamente, controle tudo. No tempo final da exposição, refaça a análise, é possível encontrar novo distúrbio, agora numa angulação diferente.

O índice para análise simplificada (tabela páginas 72 e 73) permite diversos diagnósticos.

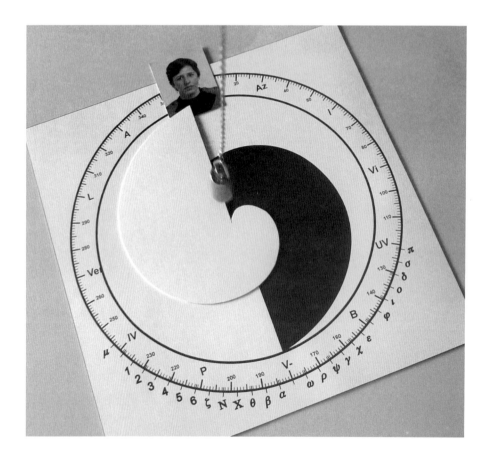

Radiestesia Espiritual | 71

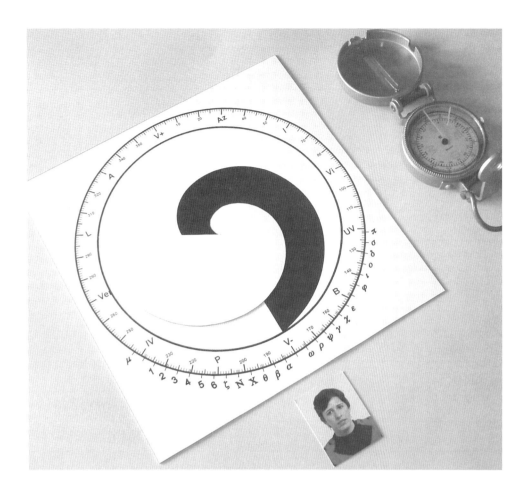

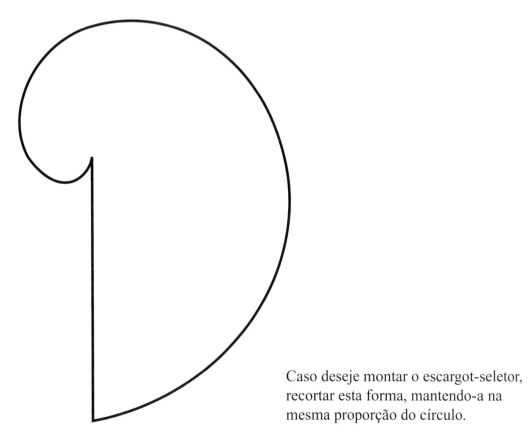

Caso deseje montar o escargot-seletor, recortar esta forma, mantendo-a na mesma proporção do círculo.

ÍNDICES PARA ANÁLISE SIMPLIFICADA

301,5	Amídalas	324	Mucosa estomacal
264	Aorta	315	Mucosa nasal
240	Aparelho circulatório	63	Músculo estriado
321	Aparelho digestivo	125	Nervo ciático
300	Aparelho respiratório	142	Nervo ótico
32	Aparelho sensitivo	134	Nervo raquidiano
30	Aparelho urinário	129	Nervo simpático
317	Apêndice	166,5	Nervo vago
256,5	Artérias	50	Olfato
36	Audição	90	Órgãos genitais
268	Aurículo	243	Ossos
356	Baço	96	Ovários
18	Bexiga	45	Paladar
297	Brônquios	4	Paratireoides
175,5	Bulbo	67,5	Parede abdominal
337,5	Cárdia	355,5	Parótida
323	Cecum	40,5	Pele
178	Cerebelo	346,5	Pepsina
173	Cérebro	272	Pericárdio
359	Circulação linfática	54	Peritônio
231	Circulação venosa	347	Piloro
350	Colón	6	Pineal
143	Coluna vertebral	292,5	Pleura
234	Constituintes do organismo	295	Próstata
252	Coração	306	Pulmões
5	Córtico-suprarrenal	296	Química do organismo
270	Defesas do organismo	47,8	Retina
51	Diafragma	346	Reto

333	Duodeno	229,5	Sangue
266	Endocárdio	0	Sistema glandular
79	Epidídimo	59	Sistema muscular
351	Esôfago	171	Sistema nervoso central
99	Espermatozoides	144	Sistema nervoso periférico
241	Esqueleto	131	Sistema nervoso raquidiano
319,5	Estômago	126	Sistema nervoso simpático
3	Fígado	150	Sistema nervoso vago-simpático
334	Funções da nutrição	235	Sistema ósseo
9	Glândula intersticial	357	Suprarrenais
1	Glândula linfática	76,5	Testículos
239	Glândula mamária	355	Timo
7	Glândula salivar parótida	8	Tireoide
11	Glândula salivar sublingual	288	Traqueia
10	Glândula salivar submaxilar	299	Trocas do organismo
211	Glóbulos brancos	101	Trompas de Falópio
271	Glóbulos vermelhos	12	Uretra
225	Hemoglobina	97	Útero
4,5	Hipófise	94,5	Vagina
354	Intestino delgado	237	Veias
305	Laringe	263	Ventrículo
327	Língua	242	Vértebras
135	Medula espinal	2	Vesícula biliar
179	Meninges	208	Vitaminas
261	Miocárdio		

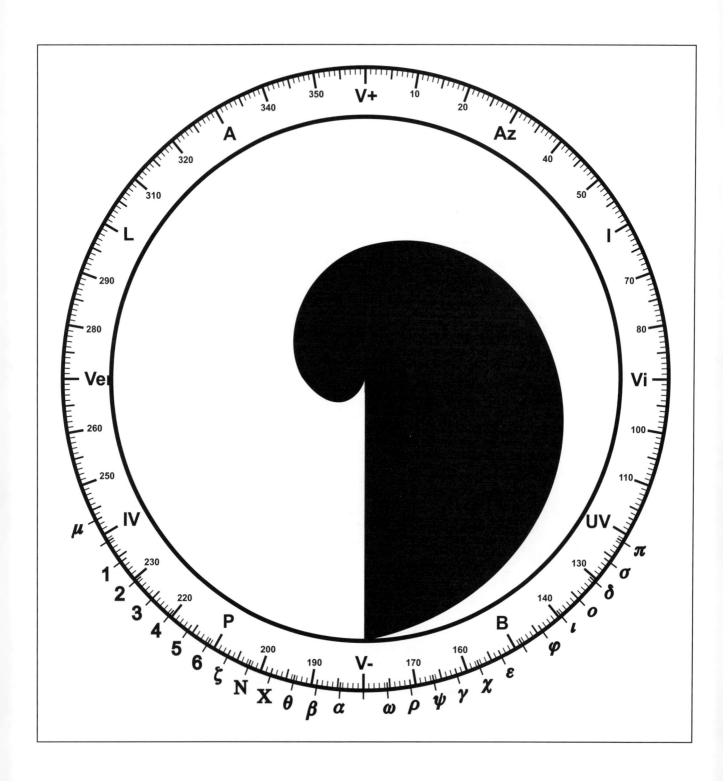

Caderno para análise de saúde completa

Sistemas • Órgãos • Condições • Causas • Glândulas • Alergias e efeitos adversos • Nutrição e alergias alimentares

ANÁLISE DE SISTEMAS

A radiestesia na área de saúde constitui-se num dos mais belos empregos desta técnica.

Em função da seriedade da aplicação, só radiestesistas com um bom treino devem utilizá-la.

Os gráficos seguintes encontram-se na ordem sequencial para estabelecer um diagnóstico, no entanto, os mais experientes, poderão iniciar a análise pelo gráfico de seleção simplificada, sobretudo quando o quadro clínico do cliente já estiver preestabelecido, seguindo então as indicações resultantes dessa análise.

Utilize um biômetro de Bovis todo o tempo da análise para poder determinar os percentuais de desequilíbrio.

Utilize sempre um testemunho de seu cliente, tal procedimento facilitará a execução do exame radiestésico, visto que o objeto da pesquisa encontra-se sobre o gráfico de análise e o fato de não ser necessário ter em mente aquela pessoa, talvez desconhecida, em paralelo com cada uma das perguntas que vão sendo formuladas à medida que se faz a análise.

Como proceder:

Seu cliente apresenta uma queixa? Digamos: dor de estômago.

Coloque o testemunho sobre o círculo vazio, lance o pêndulo (com fio longo) e formule a seguinte pergunta:

"Qual sistema está relacionado com a dor de estômago de Fulano?"

Repita a pergunta até esgotar todas as respostas positivas.

Anote todos os sistemas com resposta positiva, ao final, passe para o próximo gráfico e examine todos os órgãos envolvidos com o resultado deste exame.

Sistemas

CÉLULAS / TECIDOS / PELE
MUSCULAR
ÓSSEO
PSICOLÓGICO
PROPRIOCEPTOR
AUDITIVO
VISUAL
IMUNOLÓGICO
ENDÔCRINO
RESPIRATÓRIO
DIGESTÓRIO
URINÁRIO
REPRODUTOR
LINFÁTICO
CARDIOVASCULAR
NERVOSO PERIFÉRICO
NERVOSO CENTRAL

Análise dos órgãos

Continue a análise usando as mesmas recomendações do gráfico de sistemas, investigando agora todos os órgãos, próprios dos sistemas que apresentaram alguma relação com as queixas do cliente, detectados no gráfico anterior.

Prossiga também utilizando um biômetro para determinar os percentuais de desequilíbrio de cada órgão investigado. Os órgãos com os percentuais mais elevados deverão ser os primeiros a serem tratados em qualquer tipo de terapia energética.

Órgãos

BAÇO
LARINGE
TRAQUÉIA
BRÔNQUIOS
PULMÕES
OLHOS
OUVIDOS
TROMPAS
OVÁRIOS
ÚTERO
PRÓSTATA
TESTÍCULOS
URETRA
BEXIGA
URETERES
RINS
RETO
CECO
INT. DELGADO
INT. GROSSO
PÂNCREAS
FÍGADO
ESTÔMAGO
ESÔFAGO
ARTÉRIAS
VEIAS
CORAÇÃO
MEDULA
CÉREBRO

Análise de condições

Neste gráfico serão analisadas as condições que determinaram o desequilíbrio dos órgãos. Continue anotando na tabela todos os dados observados e respectivos valores biométricos.

Condições

ANEMIA

CÁLCULOS

OBSTRUÇÃO

HIPOFUNÇÃO

HIPERFUNÇÃO

HIPOVOLEMIA

DESEQ. HORMONAL

HIPERGLICEMIA

HIPOGLICEMIA

TROMBOSE

INFECÇÃO

INFLAMAÇÃO

ISQUEMIA

NECROSE

ANÓXIA

HIPÓXIA

SEPTICEMIA

HIPERTENSÃO

HIPOTENSÃO

NEOPLASIA

TUMOR

Análise de causas

Do ponto de vista estritamente radiestésico, este gráfico permite detectar os fatores causadores da doença que o cliente é portador.

Causas

VÍRUS
BACTÉRIAS

PROTOZOÁRIOS
VERMINOSES

TOXEMIA

ANEURISMA

TUMORES

DEFICIÊNCIA
ALIMENTAR

REAÇÃO ALÉRGICA

TOXICOMANIA

DESEQUILÍBRIO
PSÍQUICO

GENÉTICO

MIASMA CRÔNICO

Análise de glândulas

Continue a análise usando as mesmas recomendações do gráfico de sistemas, investigando agora possíveis relações de desequilíbrios hormonais, com os dados coletados até este ponto.

Continue anotando na tabela todos os dados observados e respectivos valores biométricos.

Glândulas

TESTÍCULOS

PRÓSTATA

LINFÁTICAS

OVÁRIOS

SUPRA-RENAIS

MAMÁRIAS

PÂNCREAS

FÍGADO

TIMO

TIREÓIDE

PINEAL

HIPÓFISE

Análise de alergias e efeitos adversos

Constata-se hoje, um número crescente de alérgicos nos centros urbanos, decorrentes, sem dúvida, da constante exposição aos agentes agressivos (produtos de limpeza, fumaças, tintas, conservantes alimentares, poluição eletromagnética, etc.).

Alergias e efeitos adversos

ÁGUA EM MOVIMENTO NO SUBSOLO

RUÍDOS

LINHAS ELÉTRICAS

EXAUSTORES / AR CONDICIONADO

MOSQUITOS / MOSCAS

PÓLEN

PÓ DE CEREAIS

PÓ DE SERRA

FUMAÇA DE MADEIRA

FUMAÇA DE CIGARRO

PELOS DE ANIMAIS

PÓ DOMÉSTICO

Análise de nutrição e alergias alimentares

Por meio deste gráfico, tanto podem ser analisadas qualidades, carências e compatibilidades alimentares, quanto os efeitos negativos da ingestão de determinados produtos.

É bem conhecido o fato de muitas pessoas serem alérgicas a chocolate, bem menos conhecida, no entanto, a alergia a leite e seus derivados e as complicações intestinais decorrentes desta alimentação.

Nutrição e alergias alimentares

ÁGUA

AÇÚCARES

VEGETAIS

TEMPEROS / ESPECIARIAS

OSTRAS / MARISCOS

SEMENTES

NOZES / AVELÃS

CARNE

FEIJÕES

SUCOS

ERVAS

GRÃOS

AVES

FRUTAS

FARINHA

PEIXE

GORDURAS E ÓLEO

CHOCOLATE

CARBOHIDRATOS

ALCÓOL, CAFÉ, CHÁ, REFRI.

MORANGOS, AMORAS, GROSELHAS

PROD. ANIMAIS - LEITE, QUEIJO, OVOS

Caderno para análise de saúde psicológica

• Estados psíquicos 1 • Estados psíquicos 2
• Motivações pessoais

Análise de estados psíquicos

"Não existem doenças, existem doentes."

Tornamo-nos doentes em consequência de fatores emocionais dos mais variados e díspares, na maioria das vezes de uma forma totalmente inconsciente. Tão inconsciente que nos recusamos a acreditar em tal.

Investigue cuidadosamente os gráficos:

- Estados psíquicos 1
- Estados psíquicos 2
- Motivações pessoais

Os três gráficos são complementares. Com as informações coletadas até aqui, já é possível estabelecer um diagnóstico final. O passo seguinte será determinar qual o tratamento adequado.

Estados psíquicos 1

COMPLEXO DE INFERIORIDADE
DECEPÇÃO
HISTERIA
HOSTILIDADE
ESPERANÇA
ÓDIO
CULPA
GANÂNCIA
FRUSTRAÇÃO
FIXAÇÕES
MEDO
INVEJA
DOMINAÇÃO
DESCRENÇA
DESAPONTAMENTO
DESESPERO
DEPRESSÃO
CRITICISMO
PRESUNÇÃO
NEGATIVIDADE
BELIGERÂNCIA
APATIA
ANSIEDADE
ANGÚSTIA
AGRESSIVIDADE

Estados psíquicos 2

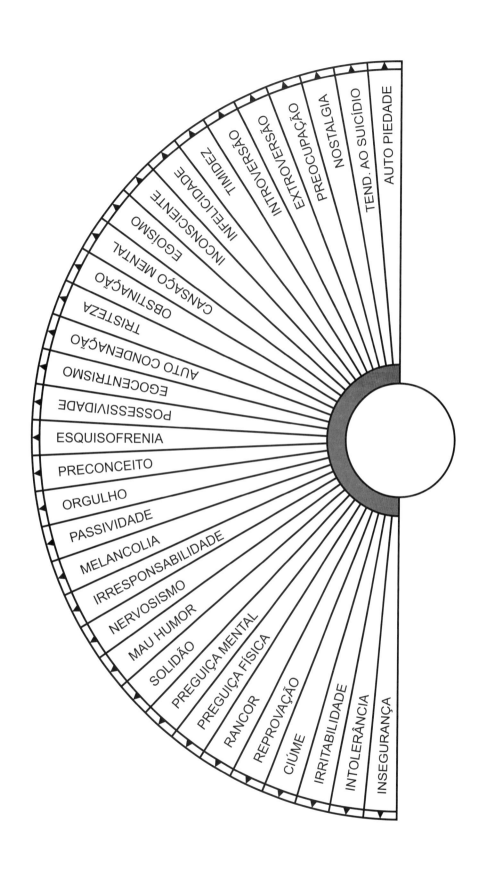

Motivações pessoais

COMPAIXÃO

SEGURANÇA EMOCIONAL

COMPREENSÃO E CLAREZA

CRIATIVIDADE

PACIÊNCIA

EMPREENDIMENTO E REALIZAÇÃO

PERDÃO

LIBERDADE E INDEPENDÊNCIA

HARMONIA

AUTO MERECIMENTO

CONTROLE

AMOR

CORAGEM

DESEJO DE VENCER

SENSO DE PROPRIEDADE

APROVAÇÃO SOCIAL

PROPÓSITO DEFINIDO

RECONHECIMENTO

HUMILDADE

SATISFAÇÃO DO EGO

SUCESSO FINANCEIRO

OBEDIÊNCIA

PODER PESSOAL

Caderno para seleção de tratamento

Tratamento • Homeopatia 1 • Homeopatia 2 • Sais de Schussler • Florais de Bach • Relógio radiestésico

Diagnóstico das técnicas de tratamento

Quando ocorrer algum tipo de projeção a distância, trabalhe primeiro os sistemas ou órgãos que apresentaram os índices mais baixos no biômetro. Vá sempre aferindo o tempo de aplicação no relógio radiestésico. Uma vez que as primeiras aplicações forem efetuadas, cheque no biômetro os índices resultantes para assim avaliar a eficiência das aplicações. Procure eliminar primeiro as dores ou desconfortos, intercalando as aplicações. Isto terá como resultado colateral, o aumento de confiança do paciente e consequente participação positiva dele no processo. Como todas as demais terapias, as relacionadas com a radiestesia e ou radiônica podem mostrar-se pouco eficientes, não desanime. Procure analisar o caso sob outra perspectiva ou ainda reavaliá-lo em função das possíveis transformações já ocorridas.

Determine com exatidão o período pelo qual deverá ser ministrada a terapia escolhida e seus horários de aplicação.

Tratamento

CIRURGIA
ALOPATIA
TAICHI-CHUAN
EXERCÍCIOS RESPIRATÓRIOS
EXERCÍCIOS FÍSICOS
APRENDIZAGEM / TREINAMENTO
TERAPIAS MENTAIS
AJUSTE DA DIETA
TRAT. ESPIRITUAL
ONDAS DE FORMA
RADIÔNICA
SAIS MINERAIS
VITAMINAS
FITOTERAPIA
GEMOTERAPIA
FLORAIS
HOMEOPATIA
MAGNETOTERAPIA
PSICANÁLISE
TERAPIA PSICOSSOMÁTICA
CROMOTERAPIA PULSADA
CROMOTERAPIA
POLARIDADE
MASSAGEM ENERGÉTICA
AURÍCULO-ACUPUNTURA
ACUPUNTURA / MOXA
ACUPRESSURA
REFLEXOLOGIA
FISIOTERAPIA
QUIROPATIA
MASSOTERAPIA (DO-IN / SHIATZU)

Escolha de homeopatia

Após a detecção do ou dos remédios, faça uma lista com os nomes obtidos e recheque esses nomes. Detecte se devem ser manipulados em conjunto ou individuais.
Cheque agora na régua abaixo sua dinamização. As dinamizações podem ser todas diferentes.

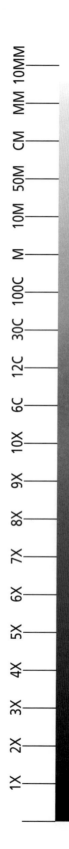

Homeopatia 1

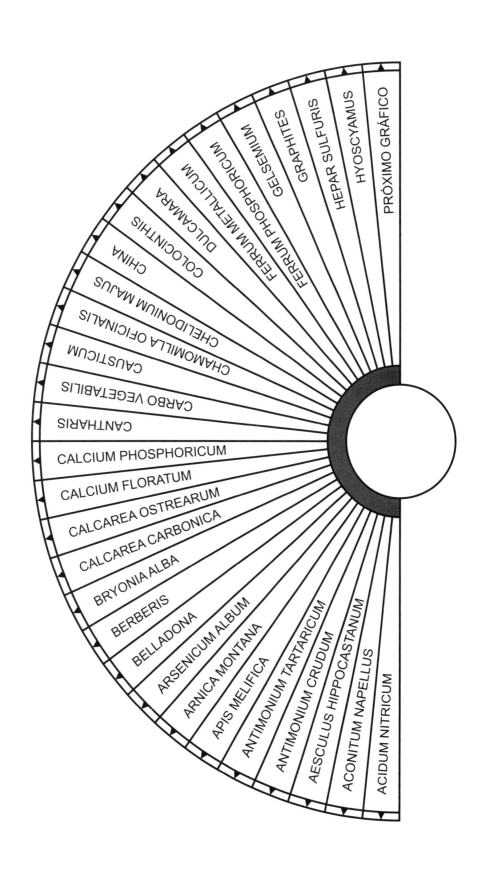

Homeopatia 2

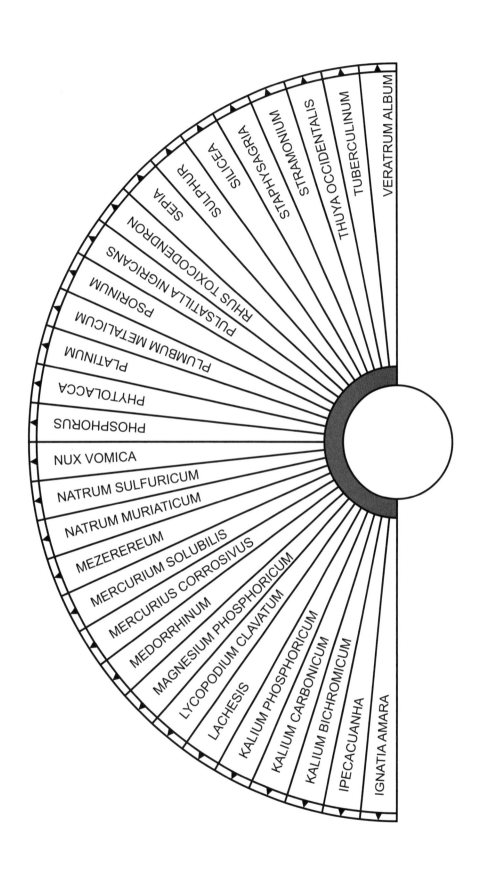

Seleção dos sais de Schussler

Após ter detectado quais sais escolher, aplique as restrições da orientação da página 77.

Sais de Schussler

CALCAREA FLUORICA

CALCAREA PHOSPHORICA

CALCAREA SULPHURICA

FERRUM PHOSPHORICUM

KALIUM MURIATICUM

KALIUM PHOSPHORICUM

KALIUM SULPHURICUM

MAGNESIA PHOSPHORICA

NATRUM MURIATICUM

NATRUM PHOSPHORICUM

NATRUM SULFURICUM

SILICEA

Escolha dos Florais de Bach

Uma vez escolhidos os florais, faça uma lista e recheque se o conjunto está perfeito ou se algum floral deve ser excluído. Dê preferência a uma lista mais enxuta, após 20 ou 30 dias faça uma nova seleção.

Florais de Bach

DESINTERESSE PELO PRESENTE — CLEMATIS, CHESTNUT BUD, HONEYSUCKLE, MUSTARD, OLIVE, WHITE CHESTNUT, WILD ROSE, RESCUE, RADIAÇÃO

COMPOSTOS — COMPOSTOS

PREOCUPAÇÃO EXCESSIVA — VINE, VERVAIN, ROCK WATER, CHICORY, BEECH, WILLOW

DEPRESSÃO — SWEET CHESTNUT, STAR OF BETHLEHEM, PINE, OAK, LARCH, ELM, CRAB APPLE

HIPERSENSIBILIDADE — WALNUT, HOLLY, CENTAURY, AGRIMONY, WATER VIOLET

SOLIDÃO — IMPATIENS, HEATHER, WILD OAT

INCERTEZA — SCLERANTHUS, HORNBEAM, GORCE, GENCIANS, CERATO, ASPEN

MEDO — MIMULUS, CHERRY PLUM, ROCK ROSE, RED CHESTNUT

Relógio radiestésico

Caderno para análise do campo energético

Análise do campo energético

A Radiestesia Cabalística presta-se de uma forma muito especial à análise dos aspectos ocultos das manifestações energéticas e nos dá indicações preciosas sobre estas energias.

Um diagnóstico esotérico por meio da radiestesia pode investigar objetos, lugares, pessoas, animais e plantas, todos eles são passíveis de serem portadores deste tipo de energias.

Estas energias podem revestir-se dos mais diferentes aspectos e serem originárias das mais diferentes fontes.

Objetos com determinadas formas podem apresentar emissões detectadas pelos pêndulos hebraicos, magia, necromancia, e isto sem que sejam objetos tipicamente mágicos ou de caráter ritualístico, bastando a forma para disparar o processo. Claro que, os seres vivos em sua vizinhança sofrerão suas influências desarmonizantes.

Qualquer objeto de caráter mágico-religioso, pode emitir energias nocivas, é comum vermos reproduções de entidades, por exemplo, da cultura hindu, animadas pela energia psíquica de quem as olha, as venera ou utiliza essas reproduções para rituais. A partir de então, a imagem passa a emitir seu conteúdo arquetípico complexo, resultado da conexão com a egrégora.

Animais, plantas, locais, objetos, muitas vezes são portadores de energias projetadas por quem sente inveja, deseja ou até em certos casos adora ou gosta muito. A cultura popular chama certas pessoas de "seca-pimenteira", ou ainda que elas tenham "olho gordo". Sem a radiestesia só é possível intuir estas manifestações. Com a radiestesia podemos avaliar se estão presentes, qualificá-las e quantificá-las.

Campo energético

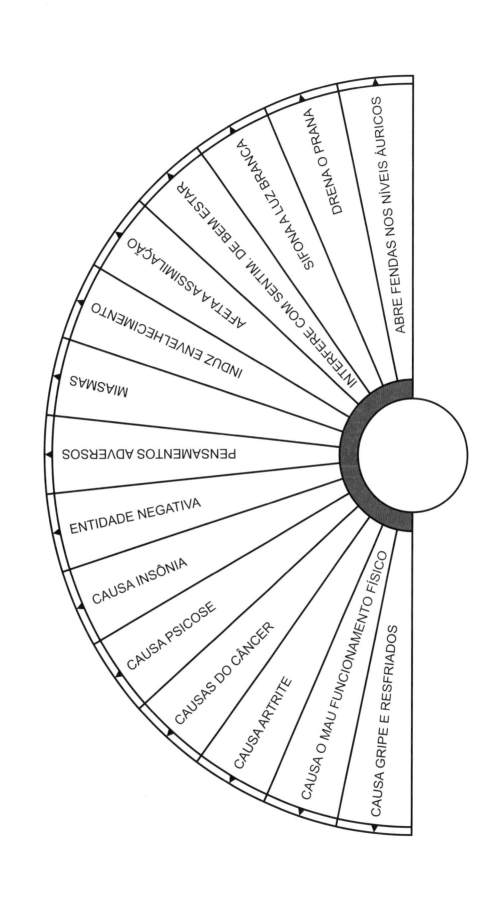

Bibliografia

A Cura Pelas Mãos, Richard Gordon.

Auxiliares Invisíveis, C.W. Leadbeater

Conhecer a Homeopatia, Nelson Brunton.

Consciência, Robson Pinheiro.

Cours Complet de Radiesthésie Médicale, Jocelyne Fangain.

Diagnóstico pela Radiestesia, Arthur Bailey.

Guia de Medicina Homeopática, Nilo Cairo.

Higiene e Tratamento Homeopático das Doenças Domésticas, Alberto Seabra.

La Radiesthésie Médicale à Votre Portée, Alain Bouchet & Claudie Bouchet.

La Radiesthésie – Cet Instinct Originel, Gilber Degueldre

Medicina da Alma, Norman Shealy & Dawson Church.

Medicina Psico-Espiritual, Angela Maria La Sala Batà.

Medicina Vibracional, Richard Gerber.

Notions Pratiques de Radiesthésie Pour les Missionnaires – P. Bourdoux.

O Livro dos Médiuns, Allan Kardec.

O Principiante Espírita, Allan Kardec.

O Toque Terapêutico, Dolores Krieger.

Os Guias Espirituais Ensinando o Caminho, Sanaya Roman & Duane Parker.

Radiestesia Médica, Dr. Adrien Gesta.

Geobiologia – Uma arquitetura para o século XXI, António Rodrigues.

Os Novos Gráficos em Radiestesia, António Rodrigues.

Radiestesia Avançada – Ensaio de Física Vibratória, António Rodrigues.

Radiestesia Ciência e Magia, António Rodrigues.

Radiestesia Prática e Avançada, António Rodrigues.

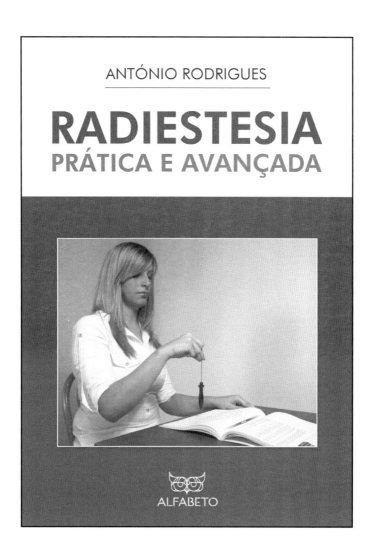

RADIESTESIA PRÁTICA E AVANÇADA
António Rodrigues

ISBN 978-85-98307-07-7 | Páginas: 296
Formato: 16x23cm | Peso: 440g

Revisado e atualizado, este trabalho é consequência do sucesso de dois livros que se tornaram verdadeiros clássicos da radiestesia: *Radiestesia Clássica e Cabalística* e *Radiestesia Prática e Ilustrada*, unidos dentro de uma mesma obra.

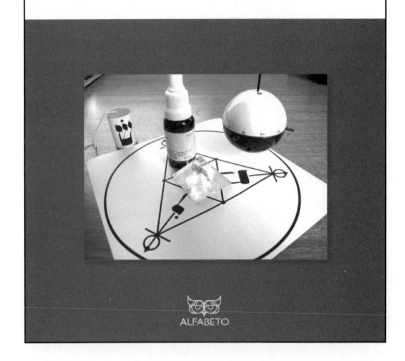

OS NOVOS GRÁFICOS EM RADIESTESIA
António Rodrigues

ISBN 978-85-98736-26-6 | Páginas: 224
Formato: 21x28cm | Peso: 663g

Instrumentos obrigatórios para a prática da radiestesia, os gráficos oferecem multiplicidade de usos e permitem análises mais precisas, possibilitando aumentar o poder vibracional de substâncias e palavras, a fim de interferir nas energias presentes e modificar ambientes. Foram adicionados doze novos gráficos.

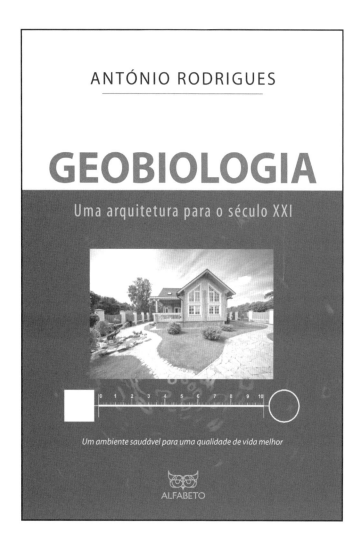

GEOBIOLOGIA – UMA ARQUITETURA PARA O SÉCULO XXI

António Rodrigues

ISBN: 978-85-98736-41-9 | Páginas: 144

Formato: 16 x 23 cm | 205g

Recomendado a arquitetos e estudantes de arquitetura, este trabalho de geobiologia é um precioso roteiro destinado a aliar técnicas tradicionais e modernos instrumentos eletrônicos, visando diminuir o impacto do conjunto vibracional terreno/construção sobre os habitantes, resultando numa verdadeira medicina da habitação para uma arquitetura saudável no século XXI.

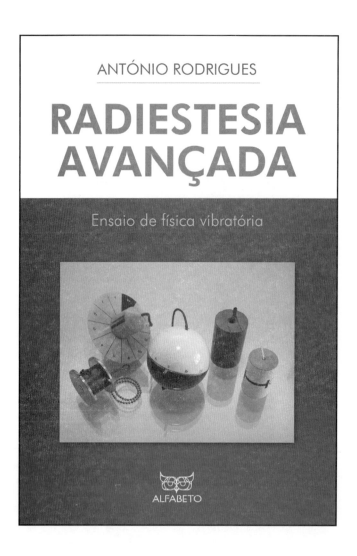

RADIESTESIA AVANÇADA – ENSAIO DE FÍSICA VIBRATÓRIA
Antônio Rodrigues

ISBN: 978-85-98736-44-0 | Páginas: 80
Formato: 14x21cm | Peso: 110g

Radiestesia avançada é a continuação da obra Radiestesia Ciência e Magia, e consolida a formulação das teses lá documentadas, das "emergências devidas a genitores variados", denominação mais específica do que a anterior Ondas de Forma. Algum tempo atrás, o autor percebeu que nem todas as manifestações mensuráveis tinham sua origem em formas, algumas inclusive eram de caráter metafísico, outras motivadas por reações químicas, por magnetismo, etc. Por que então chamá-las de Ondas de Forma? Sua pesquisa abordou os mais variados aspectos desta física de pequenas energias, só detectáveis por meio da radiestesia. Contém experiências que poderão ser repetidas pelo leitor prático.

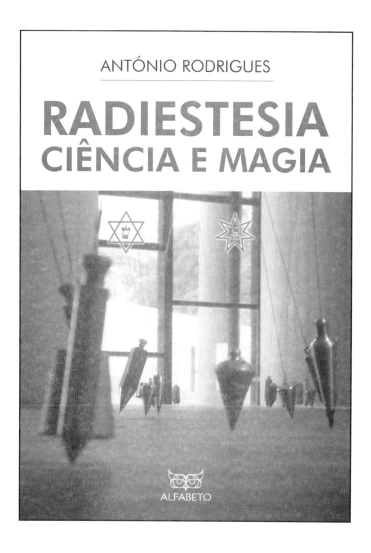

RADIESTESIA CIÊNCIA E MAGIA
Antônio Rodrigues
ISBN: 978-85-98736-30-3 | Páginas: 184
Formato: 16x23cm | Peso: 420g

A obra revela pela primeira vez ao grande público aspectos encobertos e não divulgados pelas brumas dos mitos, analisando, de forma imparcial, histórias e lendas próprias de uma disciplina até recentemente confundida com esoterismo. Sua leitura é fundamental para compreender o que é a radiestesia.

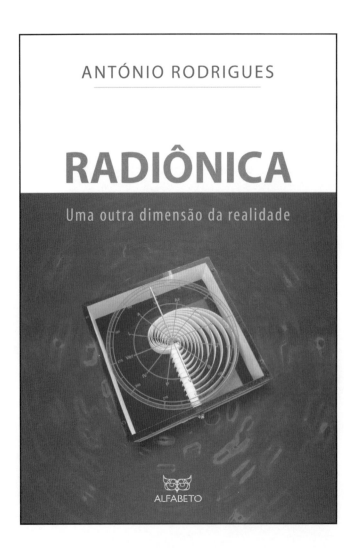

RADIÔNICA – UMA OUTRA DIMENSÃO DA REALIDADE
Antônio Rodrigues
ISBN: 978-85-98736-43-3 | Páginas: 96
Formato: 14x21cm | Peso: 130g

Apesar dos seus mais de cem anos de existência, a radiônica continua sendo, até certo ponto, desconhecida e ainda confundida com radiestesia. Esta é uma técnica de diagnóstico e de tratamento a distância, e também de produção de substâncias energéticas, entre outras possibilidades.

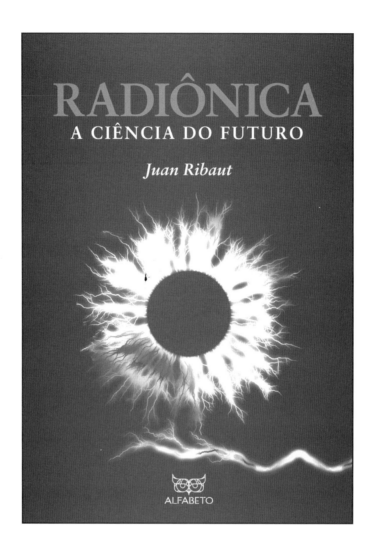

RADIÔNICA – A CIÊNCIA DO FUTURO
Juan Ribaut
ISBN: 978-85-98307-10-7 | Páginas: 192
Formato: 16x23cm | Peso: 281g

A Radiônica é uma ciência que no futuro terá um lugar de destaque. Com esta proposta, o autor mostra como a Radiônica tem seu alicerce na ciência, sendo o resultado prático das descobertas teóricas e paradigmas científicos atuais. *Radiônica – Ciência do Futuro* é o resultado de mais de 30 anos de trabalho, pesquisa, reflexão e muita prática no campo da Radiônica. Neste livro, o leitor vai encontrar reflexões que vão responder a muitas das suas dúvidas em relação à vida, matéria e cura. Vai entender por que a radiônica funciona e transforma, com abordagens novas e corajosas sobre o processo da materialização e de transformação.

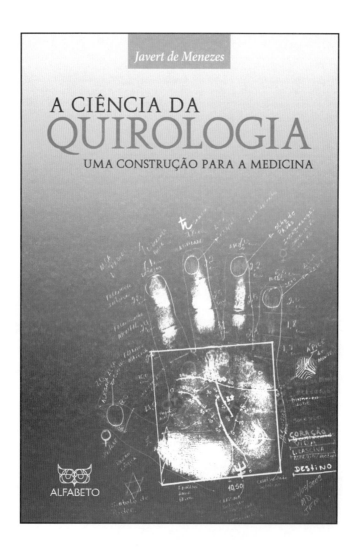

A CIÊNCIA DA QUIROLOGIA
Javert de Menezes
ISBN: 978-85-98736-11-4 | Páginas: 128
Formato: 16x23cm | Peso: 220g

A Quirologia baseia-se na interpretação de uma série de sinais contidos em ambas as mãos com o objetivo de adquirir conhecimento sobre a pessoa. É baseada em características arbitrariamente relacionadas como as linhas, formato e protuberâncias das mãos. A leitura das mãos tem de ser feita como um todo, por esta razão, é necessário uma interpretação, tendo em conta as relações entre as linhas e os sinais.

Totalmente ilustrado e com explicações detalhadas em linguagem acessível para leigos, esta obra é básica para quem quer compreender e praticar quirologia, mas com aprofundamento no assunto para quem quer ir mais além.

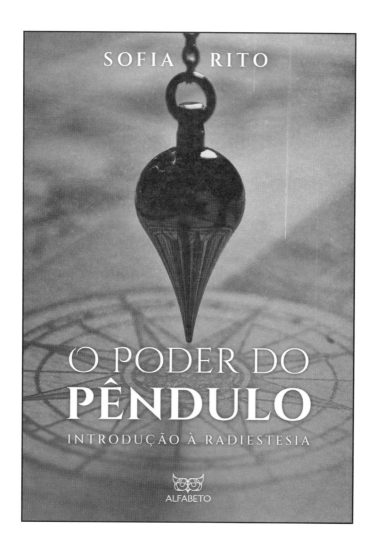

O PODER DO PÊNDULO
Sofia Rito

ISBN: 978-65-87905-57-0 | Páginas: 160
Formato: 16x23cm | Peso: 300g

Você já se perguntou se existe uma maneira de desbloquear o poder interior adormecido dentro de você? Se a radiestesia e a busca por respostas fazem parte da sua jornada, esse livro é um verdadeiro tesouro de conhecimento que irá transformar sua vida. Imagine poder desvendar os segredos ocultos por trás do pêndulo e direcionar seus movimentos para criar uma transformação profunda em todas as áreas da sua vida. Nas páginas deste incrível livro, você encontrará métodos e técnicas para se comunicar com seus guias espirituais, utilizando o pêndulo como um portal de conexão.

O Poder do Pêndulo oferece protocolos poderosos para curar relacionamentos, projetar pensamentos positivos e atrair abundância em todas as suas formas. Com este livro em mãos, você terá acesso a ferramentas surpreendentes para superar vícios e conquistar uma **vida plena e realizada**.

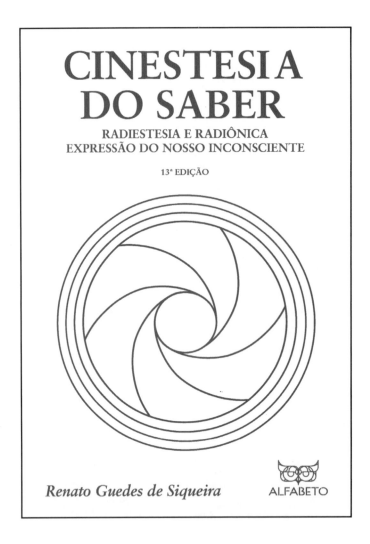

CINESTESIA DO SABER
Renato Guedes de Siqueira
Páginas: 224 | Formato: 14x21cm

Com este livro você terá a oportunidade de saber de forma prática, direta e objetiva como medir as energias sutis que nos envolvem, preparar diagnósticos e até prevenção. Com a utilização de instrumentos radiestésicos adequados, poderão saber quais são os distúrbios energéticos de pessoas, animais, plantas e de um ambiente, e a melhor forma de reequilibrá-lo.
Vai aprender também, como proceder no envio de energias sutis corretivas a distância, utilizando gráficos radiestésicos e radiônicos.
Este livro é uma síntese de muitos anos de prática da Radiestesia, da Radiônica e de outras atividades afins, vividas intensamente pelo autor.
Na prática da radiestesia, utilizam-se vários instrumentos, sendo que o mais comum é o pêndulo, que é um dos meios de que dispomos para falar com nossa mente inconsciente.
O livro vem acompanhado de 8 Gráficos Radiestésico para destacar e treinar.